# 나의 예민한 장의 발견

KENKO NO DODAI WO TSUKURU CHONAI SAIKIN NO KAGAKU
written by Yuji Naito

Copyright ⓒ 2024 by Yuji Naito
All rights reserved.

Originally published in Japan by Nikkei Business Publications, Inc.

Korean translation rights arranged with Nikkei Business Publications, Inc.
through Imprima Korea Agency.

이 책의 한국어판 저작권은 임프리마 코리아 에이전시를 통해
Nikkei Business Publications, Inc.와 독점 계약을 맺은 머스트리드북에 있습니다.
저작권법에 의해 한국 내에서 보호를 받는 저작물이므로
무단 전재와 무단 복제를 금합니다.

# 나의 예민한 장의 발견

### 건강의 토대를 이루는 장내 세균의 과학

나이토 유지 지음 | 오시연 옮김

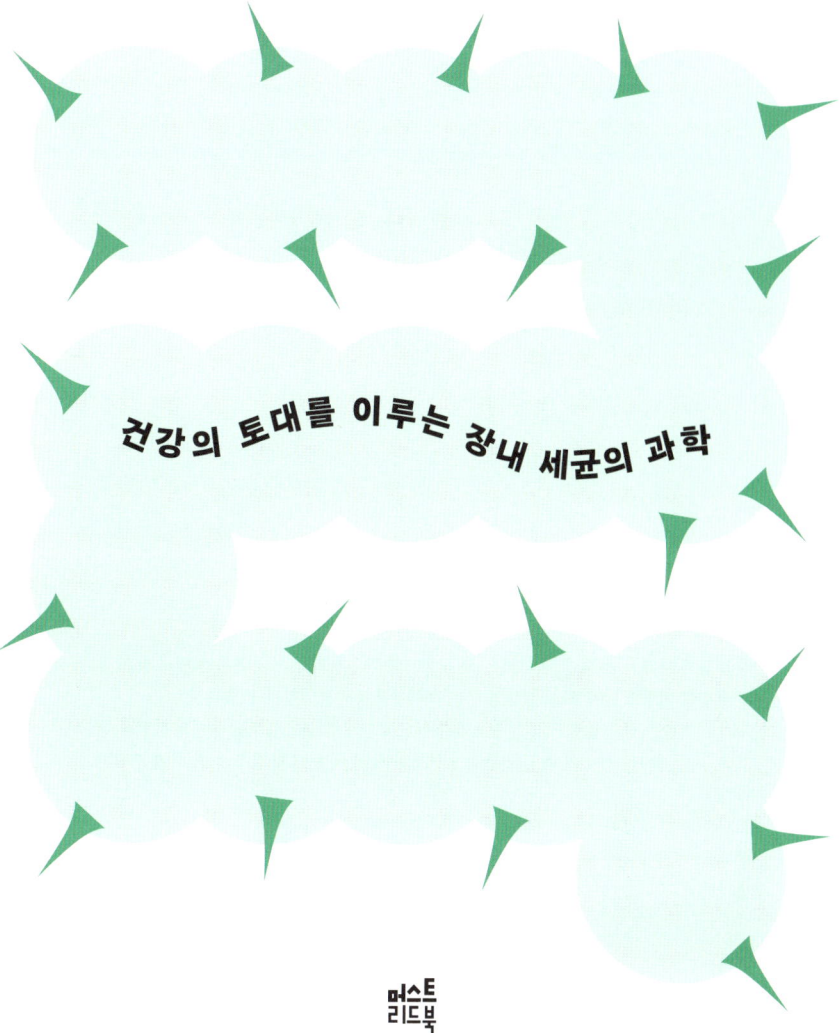

머스트리드북

### 일러두기

- 수치와 통계 자료는 2024년 7월 기준으로 작성되었습니다. 장내 세균 분류는 연구 발표 당시의 분류를 적용했으며, 최신 분류 체계는 책 뒷부분에서 확인할 수 있습니다.
- 연구자의 직함은 연구 발표 시점의 정보를 원칙으로 기재했으며, 일부는 현재의 직함을 반영했습니다. 저자는 다수의 기업과 공동 연구를 수행 중이며 그중 일부가 이 책에 포함되어 있습니다.
- 본문의 각주는 옮긴이 주이며, 지은이 주는 미주로 수록했습니다.
- 단행본은 『 』, 논문은 「 」, 신문이나 정기간행물은 《 》, 방송이나 영화, 그림 등은 〈 〉로 표기했습니다.

**들어가며**

# 장내 세균을 매개로 장수의 비밀을 찾아 나서다

'설마 이런 세균이 관여하고 있을 줄이야!'

장내 세균의 세계는 새로운 발견과 놀라움으로 가득하다. 매일 전 세계에서 쏟아지는 장내 세균에 관한 자료를 읽다 보면, 전혀 예상치 못한 세균이 갑자기 등장하거나 특정 세균들 사이의 밀접한 관계가 새롭게 밝혀져 놀라곤 한다. 인간의 장에는 무려 40조 개에서 100조 개에 이르는 세균이 살고 있으며, 그 종류도 1천 가지에 달한다고 하니 어쩌면 당연한 일인지도 모른다.

이들의 활동이 인간에게 미치는 영향을 파악하는 일은 마치 복잡한 수수께끼를 푸는 것과 같다. 작은 단서가 발표될 때마다 '그렇다면…'라는 새로운 의문이 떠오르고 이를 둘러싼 다양한 추론이 이어진다.

예를 들어 2024년 봄, 식사로 섭취한 콜레스테롤을 다른 물질로 분해하는 장내 세균이 발견되었다는 연구 결과가 발표되었다. 장내에 이 세균이 많은 사람은 그렇지 않은 사람보다 콜레스테롤 수치가 낮은 경향을 보였다고 한다. 이런 소식을 접하면 사람들은, '그렇다면 이상지질혈증 환자는 장내에 이 세균이 많으면 약을 먹지 않아도 되지 않을까?'라고 기대하게 된다.

나도 마찬가지였다. 호기심에 이끌려 우리 교토부립대학 연구팀이 보유한 장내 세균 데이터를 활용해 그 세균이 어떤 사람에게 존재하는지 대조해 보았다. 그러나 이처럼 획기적인 작용을 하는 세균이 일본인에게는 거의 존재하지 않거나, 인과관계가 명확하지 않은 경우가 많았다.

그렇다. 장내 세균은 태어나면서 엄마에게 물려받고, 이후에는 개인 식습관이나 생활 환경의 영향을 받아 형성되기 때문에 이를 분석하려면 너무나 많은 변수를 고려해야 한다. 그럼에도 눈에 보이지 않는 수많은 장내 세균이 우리 몸에서 어떤 역할을 하는지 그 실마리가 조금씩 밝혀질 때마다 그들의 중요성이 우리가 생각했던 것보다 훨씬 더 크다는 사실을 깨닫게 된다.

만약 장내 세균이 없다면 어떻게 될까? 장내 세균이 전혀 없는 '무균 쥐'는 안절부절못하며 정신적으로 불안정하거나 지방을 제대로 흡수하지 못하는 등 다양한 문제를 겪는다는 점이 실험을 통해 밝혀졌다. 실제로 인간의 장에서도 장내 세균이 우리가 스스로 만들 수 없는 물질을 생성하고 있다. 인간에게 장내 세균은 없어서는 안 될 공생 관계에 있는 존재인 것이다.

최근에는 장내 세균이 노화와도 밀접한 연관이 있다는 사실이 밝혀졌다. 늙은 쥐에게 젊은 쥐의 장내 세균을 이식했더니 젊어졌다는 연구 결과가 발표되었고, 2022년 국제 학회에서는 장내 세균을 노화 요인 중 하나로 추가했다.

이들 장내 세균과의 공생 관계를 더욱 발전시키기 위해 우리가 할 수 있는 일은 무엇일까?

우리 교토부립대학을 비롯해 몇몇 연구팀은 2017년부터 교토부 교탄고시, 미야즈시, 요사노정, 이네정 등 교탄고 지역에서 장수 코호트 연구*를 진행해 왔다. 이 지역은 전국 평균의 3배가 넘는 100세 이상 장수자가 살고 있는, 일본을 대표하는 장수촌이다. 2013년 116세 54일의 나이로 별세한 기무라 지로에몬 木村次郞右衛門 씨도 이 지역 출신이다.

● 특정 집단을 장기간 추적 관찰하여 질병 발생 등 건강 상태의 변화를 조사하는 연구 방식이다.

우리는 교탄고 지역 주민들의 협조를 얻어 다양한 데이터를 수집했다. 그중에는 장내 세균총에 관한 검사 항목도 포함되어 있었는데, 이를 분석하여 교탄고 사람들의 장내 세균총의 특성을 알 수 있었다.

교탄고 지역 주민들은 교토시에 사는 사람들보다 부티르산(낙산)이라는 대사물질을 생성하는 세균이 많았고, 채소·과일·콩·감자·통곡물·해조류 등 식이섬유가 풍부한 식재료를 즐겨 먹었다. 이와 관련된 연구가 진행 중이지만, 장내 세균을 매개로 장수의 비밀에 접근하여 많은 사람이 건강하게 오래 사는 데 도움이 되었으면 한다.

나는 궤양성 대장염 같은 염증성 장 질환에 장내 세균이 관여한다는 연구를 접하고 소화기내과 의사로서 장내 세균 연구에 발을 들이게 되었다. 궤양성 대장염 같은 염증성 장 질환은 일상생활에 지장을 주고 상당한 고통을 수반한다. 다행히 최근에는 이런 질환의 치료에 도움이 되는 장내 세균에 관한 연구 성과도 조금씩 나오고 있다.

이 책은 내가 지금까지 탐구해 온 장내 세균과 항노화 의학 연구의 최신 동향을 일반인도 이해하기 쉽게 정리한 것이다. 내가 직접 참여한 연구뿐 아니라 국내외에서 진행되고 있는 다양한 연구 사례를 소개했다. 장내 세균에 관한 최신 연구로 밝혀진 건강을 유지하고 장수하는 생활 습관에 대해서도 언급했다.

모쪼록 이 책이 장 건강에 관심 있는 분들에게 조금이나마 도움이 되었으면 하는 바람이다.

나이토 유지

## 차례

들어가며 • 5

 **1장 건강과 장수의 비밀은 장내 세균에 있다**
발견과 기원

**GUT 1** 장에 서식하는 세균, 어떻게 발견했을까 • 16
**GUT 2** 우리 몸의 장내 세균은 어디서 왔을까 • 27

 **2장 중요한 것은 세균인가, 대사물질인가**
대사 작용

**GUT 3** 인간과 장내 세균은 공생 관계에 있다 • 38
**GUT 4** 주목받는 담즙산의 장내 세균 대사 • 47

## 장내 세균이 쥐를 살찌게 한다
비만과 장내 세균

**GUT 5** 장내 세균 때문에 살이 찌고 빠진다 • **62**
**GUT 6** 비만을 억제하는 균과 비만을 유발하는 균 • **68**
**GUT 7** 혈관 건강에도 장내 세균이 영향을 미친다? • **73**

## 젊음과 수명을 연장하는 장 관리 비결은?
장수, 노화와 장내 세균

**GUT 8** 사람마다 다른 노화 속도, 장내 세균이 원인 • **84**
**GUT 9** 장내 세균을 이식하면 젊어질 수 있을까 • **96**
**GUT 10** 장내 세균총 관점에서 본 노화를 막는 식사 • **105**
**GUT 11** 장수촌에서 발견한 노화를 늦추는 세균 • **114**

## 당신의 장 나이는 몇 살인가
장유형과 장 나이

**GUT 12** 의외로 비슷한 미국인과 중국인의 장내 세균 • **122**
**GUT 13** 1천800명을 조사해 발견한 다섯 가지 장유형 • **133**
**GUT 14** 장내 세균으로 장 나이를 계산하는 간단한 방법 • **140**

## 6장 건강한 뇌를 유지하려면
### 뇌와 장의 상관관계

**GUT 15** 뇌와 장 사이 존재하는 특별한 연결고리 • 146
**GUT 16** 지금까지 밝혀진 장내 세균과 뇌 질환의 관계 • 154
**GUT 17** 행복 호르몬 세로토닌은 장에서도 만들어진다 • 163

## 7장 장이 면역과 깊은 연관이 있는 이유
### 장관 면역

**GUT 18** 최대 면역 기관인 장, 감염증과 암에도 관여한다 • 168
**GUT 19** 장에 존재하는 여러 겹의 방어 시스템과 그 구조 • 181

## 8장 변비가 있으면 대장암 위험이 높다?
### 변비, 대장암과 장내 세균

**GUT 20** 변비란 무엇인가 • 192
**GUT 21** 치주 병균은 대장암 원인이 될 수 있을까 • 211

## 9장 건강한 장내 세균을 위해 무엇을 먹어야 할까
발효성 식이섬유

**GUT 22** 식이섬유는 건강에 왜 중요할까 • **230**
**GUT 23** 비밀은 장내 세균에 의한 식이섬유 발효에 있다 • **242**

## 10장 장내 세균을 표적으로 한 새로운 의료
한방약, 분변 이식, 마이크로바이옴 신약

**GUT 24** 한방약이 장내 세균을, 장내 세균이 한방약을 바꾼다 • **262**
**GUT 25** 장내 세균 치료, 분변 이식에서 마이크로바이옴 신약으로 • **268**

주요 장내 세균 • **275**
주 • **278**
도표 출처 • **289**

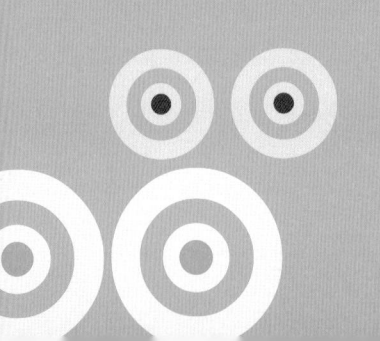

# 1장

## 건강과 장수의 비밀은 장내 세균에 있다

### 발견과 기원

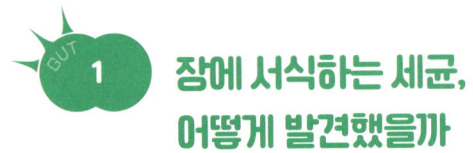
## 장에 서식하는 세균, 어떻게 발견했을까

내가 소화기내과 의사가 된 것은 지금으로부터 40여 년 전이다. 그 무렵 내시경 기술이 도입되어 위장 내부를 실시간으로 관찰할 수 있게 되었다. 지금은 당연하게 여겨지지만, 당시 위장을 카메라로 직접 들여다본다는 것은 정말 혁신적인 일이었다. 이 획기적인 기술에 매료된 나는 최신 내시경 장비를 활용해 직접 위장을 들여다보고 싶다는 강한 호기심을 느꼈다. 증가 추세에 있던 위암 치료에 도전해 보고 싶다는 열망도 있었다. 이런 두 가지 동기가 맞물려 자연스럽게 소화기내과를 진료과로 선택하게 되었다.

당시 소화기내과에서는 주로 살모넬라균이나 O-157 같은 독성이 강한 병원성 대장균에 대한 연구가 진행되고 있었다. 반면 위장 내에 서식하며 인체와 공생 관계를 맺고 있는 '상재균'•은 연구 대상으로 주목받지 못했다. 이런 상재균이 건강에 실질적인 영향을 줄 수 있다는 인식조차 없었기 때문이다. 당시 의료계는 장내 세균이 건강에 영향을 미치거나 생명과 직결되는 질병을 유발하리라고 전혀 생각하지 못했다. 나 역시 예외가 아니었다.

## 위장에 서식하며 질병을 유발하는 세균

위장에 서식하는 상재균 중 최초로 질병과의 연관성이 밝혀진 세균은 헬리코박터 파일로리 *Helicobacter Pylori*(이하 '헬리코박터균')였다. 지금은 위염이나 위암의 원인이 되는 균으로 널리 알려져 있다. 보유 여부는 혈액과 소변, 대변, 호흡 등 다양한 방법으로 확인할 수 있다.

헬리코박터균은 1982년, 호주의 두 연구자가 위염 병변에서 발견해 의학 저널 《랜싯 *Lancet*》에 연구 결과를 발표하면서 주목을 받기 시작했다. 그러나 일본을 포함한 전 세계 여러 나라의 소화기내과 의사들은 큰 관심을 보이지 않았다. 당시 위궤양은 스트레스, 위암은 탄 음식 때문에 생긴다는 인식이 지

● 인체의 특정 부위에 정상적으로 존재하는 세균을 의미한다.

배적이었기 때문이다.

 이후 이 같은 통념을 깨는 놀라운 연구가 이어졌다. 한 연구자가 자기 몸을 실험 대상으로 삼아 헬리코박터균을 직접 섭취하는, 지금이라면 상상하기 힘든 실험에 나섰다. 그 결과 헬리코박터균이 위에서 염증과 궤양을 유발할 수 있으며, 이를 제거하면 위궤양의 재발을 억제할 수 있다는 사실이 밝혀졌다.

 이런 과정을 거쳐 인체에 무해하다고 여겨지던 상재균이 실은 질병을 유발할 수 있다는 점이 입증되었고, 위암 발병률도 눈에 띄게 감소했다. 헬리코박터균을 발견한 배리 마셜Barry Marshall과 로빈 워런Robin Warren은 그 공로를 인정받아 2005년 노벨 생리의학상을 수상했다.

## 장내 세균의 발견은 17세기, 연구는 20세기부터

 장에 서식하는 세균, 즉 장내 세균은 어떨까? 장내 세균이 의료 현장에서 본격적으로 주목받기 시작한 것은 비교적 최근 일이지만, 장내 세균이 건강에 영향을 미칠 수 있다고 생각한 사람들은 오래전부터 존재했다.

장내 세균의 존재가 처음 확인된 것은 17세기로 거슬러 올라간다. 네덜란드의 과학자 안톤 판 레이우엔훅Anton van Leeuwenhoek은 자신이 직접 제작한 고배율 현미경을 통해 대변 속에 미생물이 존재한다는 사실을 발견했다. 그러나 당시에는 세균을 배양하거나 정밀하게 분석할 수 있는 기술이 부족해 실질적인 연구로는 이어지지 못했다.

장내 세균에 대한 연구가 본격화된 것은 그로부터 200여 년이 지난 19세기 말에서 20세기 초에 들어서였다. '장내 세균 연구의 아버지'로 불리는 러시아의 미생물학자 일리야 메치니코프Ilya Mechnikov가 결정적 기여를 했다. 그는 불가리아를 여행하던 중 요구르트를 접하고 불가리아인이 오래 사는 이유가 이와 관련이 있을 것으로 짐작했다. 당시 유행하던 콜레라에 주목하며 같은 환경에서도 콜레라에 걸리는 사람과 그렇지 않은 사람의 차이가 장내 세균에 있을 것으로 추측하고, 대장을 요구르트의 유산균으로 채우면 콜레라균을 퇴치할 수 있다는 생각에 이르렀다.

같은 시기 프랑스의 소아과 의사 앙리 티시에Henry Tissier는 아기 변에서 비피두스Bifidus균을 발견했다. 일본에서도 19세기 전반부터 현미경을 이용해 장내 세균, 특히 사람의 장과 변에서 인체에 유익한 세균을 찾는 시도가 이어졌다. 1917년 고

베에서 유산균 정장제 '비오페르민Biofermin'이 제조되었는데, 이는 현재 제약회사 비오페르민제약의 모태가 되었다.

1930년에는 시로타 미노루代田稔 박사가 요구르트의 핵심 성분인 락토바실러스 카제이 *Lactobacillus casei* 유산균을 발견했다. 이 균주는 박사의 이름을 따 '시로타주'로 불리며 지금도 '요구르트'라는 유산균 음료로 판매되고 있다. 1933년에는 지바대학 미야이리 치카지宮入近治 박사가 부티르산균의 일종인 미야이리균을 발견했다. 이 세균 역시 현재 '미야리산'이라는 정장제로 판매되고 있다.

이처럼 다양한 세균이 존재하며 그중 우리 몸에 긍정적인 영향을 미치는 세균이 있다는 사실이 밝혀졌지만, 실제로 우리의 장내에 어떤 세균이 서식하는지 밝혀내는 일은 쉽지 않았다. 장내 세균은 대부분 산소를 싫어하는 '혐기성 세균'이기 때문이다. 특히 '편성 혐기성 세균'이라 불리는 세균들은 우리가 일상적으로 생활하는 산소가 있는 환경에서는 생존하지 못한다.

이런 특성으로 인해 당시 기술로는 세균을 배양하여 증식하는 것도, 어떤 작용을 하는 세균인지 밝혀내는 것도 불가능했다. 산소 없이는 살 수 없는 인간과는 달리 장내 세균은 대부분 산소가 있으면 살 수 없는 것이다. 우리 몸속, 특히 장내에는 산소가 거의 존재하지 않는다. 장내 세균에는 이런 무산소 환경이 오히려 이상적인 서식 조건이 되는 것이다.

산소를 싫어하는 혐기성 세균의 배양을 가능하게 한 사람이 '일본 세균학의 아버지'로 불리는 세균학자 기타사토 시바사부로北里柴三郞 박사다. 기타사토 박사는 상처를 통해 감염되어 생명을 위협할 수 있는 파상풍에 주목했다. 파상풍의 원인인 파상풍균 역시 혐기성 세균이다. 이 세균의 정체를 밝히기 위해 기타사토 박사는 산소를 제거할 수 있는 특수한 장치를 고안해 혐기성 세균의 배양에 성공했다. 이 획기적인 기술은 파상풍 연구뿐 아니라 장내 세균 연구의 발전에도 큰 전환점이 되었다.

## 유익균과 유해균으로 분류

일본에서 장내 세균 연구의 기초를 다진 사람은 미생물학자 미쓰오카 도모타리光岡知足 도쿄대학 명예교수다. 건강 정보에 관심이 많은 중장년층이라면, 그의 이름을 한 번쯤 들어본 적이 있을 것이다.

미쓰오카 박사는 체계적 연구가 전혀 이루어지지 않았던

장내 세균의 분류와 동정* 작업을 이끌었다. 비피두스균과 유산균 같은 다양한 세균을 상세하게 분류하고 그 기능과 역할을 명확히 밝혀냈다. 그 결과 락토바실러스속 세균 같은 유산균이나 비피두스균 같은 유익균이 풍부하면, 병원성 세균인 유해균의 증식을 억제하고 장내 환경을 개선하는 데 도움이 된다는 사실이 입증되었다. 이 같은 발견은 우리 생활에 지대한 영향을 미쳤다.

미쓰오카 박사는 당시 아기의 장에만 존재한다고 여겼던 비피두스균이 성인의 장에도 서식하며, 장내 세균의 구성은 나이 들면서 변화한다는 사실도 밝혀냈다. 장내 세균을 일반인도 알기 쉽게 '유익균'과 '유해균'으로 분류한 것도 그의 중요한 업적 중 하나다.

미쓰오카 박사는 비피두스균과 유산균을 건강에 도움을 주는 살아있는 미생물, 즉 '프로바이오틱스Probiotics'로 활용하는 연구에도 힘썼다. 이는 오늘날 우리가 접하는 다양한 프로바이오틱스 제품 개발의 기초가 되었다. 당시 보편화되지 않았던 요구르트의 장점, 발효 식품과 식이섬유의 중요성을 알리

---

• 미생물이나 세포 등의 생물학적 개체를 분류하고 확인하는 과정을 의미한다. 특정 생물체의 종species을 식별하고 이름을 붙이는 작업을 포함하며, 연구자가 해당 생물의 특성을 분석하여 분류하는 데 활용된다.

는 데도 앞장섰다. 그의 이런 노력은 일본인의 식생활에 큰 영향을 미쳤다.

최근 장내 세균총의 균형이 무너지면 장염이나 과민대장증후군IBS은 물론 비만이나 당뇨 같은 전신 질환에도 영향을 미칠 수 있다는 점이 밝혀지고 있는데, 이는 사실 새로운 개념이 아니다. 미쓰오카 박사는 이미 수십 년 전에 장내 세균총의 이상이 다양한 질병과 연관이 있다는 견해를 제시했다.

이후 그의 제자인 일본 이화학연구소의 벤노 요시미辨野義己 박사 등이 '유익균'과 '유해균'이라는 용어를 대중화해 일반인도 장내 세균이 건강과 밀접한 연관이 있다는 사실을 이해하게 되었다. 미쓰오카 박사와 벤노 박사는 오늘날과 같이 유전자 분석 기술이 본격적으로 도입되기 전부터 장내 세균의 변화가 건강을 좌우하며, 건강한 장내 세균총의 균형을 유지하기 위해서는 올바른 식사와 꾸준한 운동이 중요하다는 점을 강조해 왔다.

현재 세계 각지에서 진행 중인 장내 세균과 질병의 관계를 밝히는 연구들은 어쩌면 그들의 선구적인 통찰을 첨단 기술로 재확인하는 과정일 뿐인지도 모른다.

## 장내 세균 연구의 선구자들

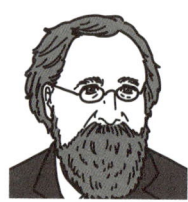

**일리야 메치니코프**(Ilya Mechnikov, 1845~1916)
### 콜레라 감염 예방에 장내 세균이 도움이 될까?

러시아의 미생물학자. 면역과 노화에 관해 연구하면서 노화의 원인이 대장균에 의한 장내 부패에 있다고 생각했다. 인간과 동물의 장내 세균이 생성하는 산이 장내 부패균의 증식을 억제한다고 보고 1907년 '요구르트 불로장수설'*을 주창했다.

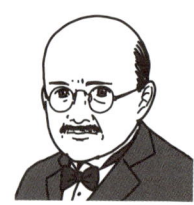

**앙리 티시에**(Henri Tissier, 1866~1926)
### 건강한 아기의 대변에서 비피두스균을 분리하다

프랑스의 소아과 의사. 아기의 대변 색깔과 형태, 부드러움 정도가 모유 수유와 분유 수유에 따라 다르다는 점에 주목해 1899년 유아의 대변에서 비피두스균을 발견했다. 모유 수유 아기와 분유 수유 아기의 대변 차이가 비피두스균의 존재 여부에서 비롯된다는 중요한 사실을 밝혀냈다.

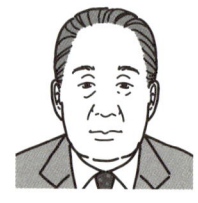

**미쓰오카 도모타리**(光岡知足, 1930~2020)
### 장내 세균에는 유익균과 유해균이 있다고 주창하다

일본의 미생물학자. 장내 세균의 분류 체계를 확립하고 선도적으로 '장내세균학' 분야를 개척했다. 일본인의 장내 세균 데이터를 광범위하게 수집해 연령별 장내 세균의 변화와 개인 간 차이, 일일 변동 등을 밝혀냈다. 유익균과 유해균이라는 용어의 창시자로도 알려져 있다.

---

- * 나이가 들어도 건강한 불가리아 노인들이 유산균 발효유를 많이 섭취한다는 사실에 착안한 주장이다.

## ///// 장내 세균 연구가 비약적으로 발전한 계기

미국 세인트루이스 워싱턴대학의 제프리 고든Jeffrey Gordon 박사 연구팀은 장내 세균이 비만을 유발할 수 있다는 사실을 밝혀내 큰 반향을 일으켰다. 2006년 과학 잡지《네이처Nature》에 발표된 이 연구는 장내 세균 연구가 비약적으로 발전하는 계기가 되었다.

연구팀은 먼저 비만 유전자를 가진 비만 쥐와 정상 쥐의 장내 세균을 비교했다. 두 그룹 간에는 특정 세균 집단의 비율에서 뚜렷한 차이를 보였다. 이후 무균 상태에서 자란 쥐에게 비만 쥐와 정상 쥐의 분변을 각각 이식했다. 그 결과 비만 쥐의 분변을 이식받은 쥐는 체중이 증가한 반면, 정상 쥐의 분변을 이식받은 쥐는 정상 체중을 유지했다. 비만 쥐에게서 관찰된 장내 세균총의 불균형은 비만한 사람에게서도 발견되었으며, 식이요법을 활용해 이런 불균형이 개선될 수 있다는 사실도 밝혀졌다. 이로써 장내 세균이 비만을 유발할 수 있다는 가능성이 처음으로 제기되었다.

이 발견 이후 전 세계 연구자들은 장내 세균과 질병의 연관성에 대해 본격적으로 연구하기 시작했다(비만과 장내 세균의 관계는 3장에서 자세히 다룬다). 그 결과 당뇨, 염증성 장 질환IBD,

아토피성 피부염, 치매 등 여러 질병이 장내 세균 패턴과 연관이 있다는 사실이 밝혀졌다. 특히 일본인의 비만과 관련된 장내 세균은 해외에서 밝혀진 것과 다르다는 점이 일본인 대상 비만 연구에서 새롭게 확인되었다.

## 2 우리 몸의 장내 세균은 어디서 왔을까

#### //// 엄마가 아이에게 주는 첫 선물

장내 세균의 집합체를 '장내 세균총' 또는 '장내 플로라 Intestinal Flora'라고 부른다. 현미경으로 관찰하면, 세균 무리가 마치 꽃밭처럼 보인다고 해서 플로라라고 한다. 장내 세균총은 개별 장내 세균의 수와 종류, 분포가 지문처럼 사람마다 다르다. 우리 장에 서식하는 이런 세균들은 어디서 오는 걸까? 이런 세균들의 종류와 균형을 결정하는 핵심 요인은 바로 엄마다.

태아의 장은 원래 무균 상태이며, 분만 과정에서 산도나 질을 통과하면서 엄마의 세균을 나눠 받는다. 우리 인간은 처음부터 장내 세균총을 생성하는 것이 아니라 분만 과정에서 앞으로 살아갈 환경에 적합한 장내 세균총의 씨앗을 얻는 것이다. 다만 엄마의 장내 세균총이 불균형하면 아기의 초기 장내 환경에 좋지 않은 영향을 미칠 수 있다.

반면 산도나 질을 통과하지 않고 제왕절개로 태어난 아기는 엄마에게 물려받은 세균이 적어 장내 세균의 양이 적고 면역 기능도 취약하다. 이 점을 보완하기 위해 일부 국가에서는 출생 직후 비피두스균 같은 유익균을 신생아에게 투여하기도 하는데, 이런 노력은 아기의 장내 세균을 풍성하게 하는 데 도움이 된다.

핀란드 헬싱키대학 연구팀은 2020년 제왕절개로 태어난 아기에게 미리 채취해 적절히 처리한 엄마의 대변을 우유에 섞어 먹이는 실험을 진행했다. 그 결과 자연분만으로 태어난 아기와 유사한 장내 세균총이 형성된 사실을 발견했다.[1]

## 어미 배설물을 먹이는 동물 세계의 유전 행동

출산 과정에서 엄마의 장내 세균이 아이에게 전해지는 것은 일종의 자연 '분변 이식FMT, Fecal Microbiota Transplantation'이라 할 수 있다. 다소 비위생적으로 보일 수 있지만, 동물 세계에서는 매우 흔한 일이다. 소나 말, 쥐 같은 동물도 갓 태어난 새

## 어미가 새끼에게 장내 세균을 물려주는 동물들

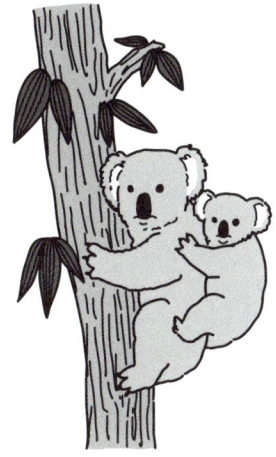

**어미의 배설물을 먹어 장내 세균을 물려받음으로써 유칼립투스잎을 무독화할 수 있다**

코알라는 사이안화물을 무독화하는 장내 세균을 가지고 있다. 새끼가 태어나면, 어미 코알라가 자신의 배설물을 먹이는 것은 새끼에게 필요한 장내 세균을 물려줘야 한다는 점을 본능적으로 알고 있기 때문이다.

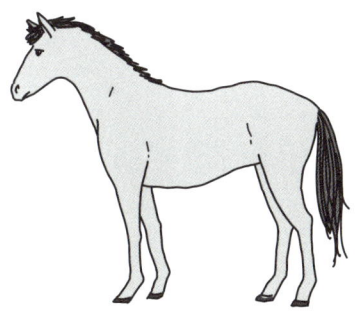

**말은 새끼일 때 어미의 배설물을 먹는다**

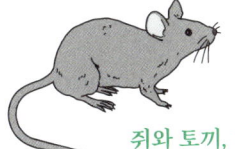

**쥐와 토끼, 기니피그도 어미의 배설물을 먹는 유전 행동이 있다**

끼가 어미의 배설물을 먹어 앞으로 살아갈 환경과 먹이에 적합한 장내 세균을 얻는다.

배설물을 먹는 행위로 생존 방법을 전수하는 대표적 동물로는 코알라를 들 수 있다. 코알라의 주식인 유칼립투스잎에는 사이안화물Cyanide 같은 독성 물질이 포함되어 있다. 코알라가 이것을 먹어도 죽지 않는 이유는 사이안화물을 무독화하는 장내 세균을 가지고 있기 때문이다. 새끼가 태어나면, 어미 코알라는 자신의 배설물을 먹여 생존에 필요한 장내 세균을 물려준다. 별도의 학습이나 훈련이 없어도 본능적으로 다음 세대에 살아가는 데 필요한 장내 세균을 전하는 것이다.

## 환경과 식사에 따라 3세 무렵까지 형성

태아일 때 엄마의 영양 상태, 태어난 후부터 대략 3세까지 모유 수유나 생활 환경도 아이의 장에 어떤 장내 세균이 상재균으로 정착하는지를 결정하는 중요한 요인이다. 이 시기에 장내에 상재균이 형성되지 못하면 나중에 아무리 좋은 세균을 섭취해도 좀처럼 장내에 정착되지 않는다. 결과적으로 그 사람의 장내 세균총의 토대는 유아기에 대부분 형성되어 성인이 된 후에는 쉽게 바뀌지 않는다.

그런 의미에서 건강이란 나이 들고 나서 신경 쓰는 것이 아니라 엄마 뱃속에 있을 때부터 고려해야 하는 문제일지도 모른다. 아기는 무엇이든 입에 넣고 빠는 습성이 있는데, 어쩌면 이것도 입으로 들어오는 것 중 무엇이 안전하고 무엇이 유해한지 장에 기억시키기 위한 본능적 행동이 아닐까.

### 탕에 몸을 담그는 동안에도 공유

어린 시절 형성된 장내 세균총은 평생 변하지 않는 걸까? 꼭 그렇지는 않다. 장내 세균총은 태어날 때 엄마에게 물려받은 장내 세균을 토대로 형성되지만, 이후 생활 환경과 식습관에 따라 끊임없이 변화한다.

환경적 요인으로는 스트레스와 흡연, 반려동물, 약물 복용 등이 있다. 무엇보다 식사가 장내 세균총에 큰 영향을 미친다. 동물성 지방과 설탕, 염분의 과다 섭취는 장내 세균총의 균형을 무너뜨리는 요인이고, 반대로 식이섬유와 올리고당은 장내 세균의 균형을 유지하는 데 도움이 되는 요인으로 작용한다.

# 장내 세균은 어떻게 형성되고 변화하는가

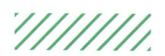 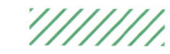

### 태어나기 전에는 무균 상태다

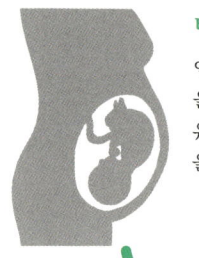

엄마 뱃속에 있는 태아는 기본적으로 무균 상태. 출산 시 산도와 질을 통과하면서 모체의 장내 세균을 물려받는다. 이후 수유를 통해 모유와 피부 표면의 세균이 추가로 전해진다. 일본인의 경우 목욕탕 물을 통해서도 세균이 전해지는 것으로 추정된다.

### 장내 세균총은 3세까지 형성된다

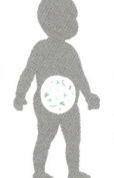

태어난 후부터 3세까지 식습관과 위생 상태가 장내 세균총 형성에 결정적 역할을 한다. 이 시기가 지나면, 큰 변화가 없다고 볼 수 있다.

### 생활 환경과 식사가 균형을 좌우한다

| 환경적 요인 | 흡연 | 스트레스 | 반려동물 | 약물 |
| --- | --- | --- | --- | --- |
| 식이 요인 | 지방 | 염분 | 설탕 | 식이섬유 |

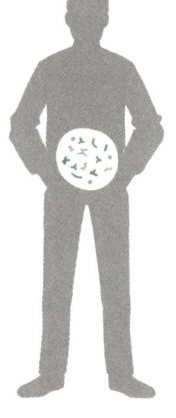

장내 세균총의 균형은 환경과 스트레스에 의해 크게 좌우된다. 영향을 미치는 요인으로는 흡연과 반려동물, 스트레스, 항생제 복용 등이 있다. 동물성 지방과 설탕, 염분의 과다 섭취는 장내 세균총의 균형을 깨뜨리는 요인, 식이섬유와 올리고당 등은 균형을 유지하는 요인으로 작용한다.

### 질병에도 관여한다

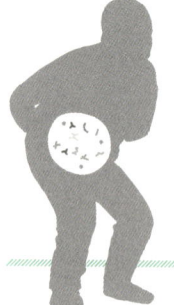

장내 세균총의 균형이 심각하게 무너지는 장내 세균총 불균형이 발생하면 대장염과 자가면역 질환, 우울증, 불안 같은 다양한 증상으로 이어질 수 있다. 노화도 장내 세균총의 균형에 영향을 미친다.

나이 들면 장내 세균총의 균형도 변한다. 장내 세균총의 균형이 파괴되는 장내 세균총 불균형dysbiosis 상태가 되면, 장염이나 자가면역 질환, 우울증, 불안 증상 등 다양한 건강 문제로 이어질 수 있다. 흥미롭게도 탕에 몸을 담그는 문화, 서구에서는 보기 드문 '입욕' 습관이 장내 세균총에 영향을 미칠 수 있다는 연구 결과도 있다.

'요구르트' 제조업체로 널리 알려진 일본 모리나가유업과 아일랜드 코크대학이 2018년 발표한 공동 연구에 따르면, 일본인은 유전적으로 동일한 비피두스균이 부부간, 부모와 자녀 간 등 가족 내에서 전파될 가능성이 있는 것으로 나타났다.

후속 연구에서는 더욱 흥미로운 결과가 도출되었다. 부모와 자녀가 함께 목욕하는 가족과 따로 목욕하는 가족을 비교한 결과, 함께 욕조에 들어간 가족에게서 공통된 장내 세균이 더 많이 발견되었다.[2] 어린 시절 가족과 함께하는 목욕이 장내 미생물 생태계 형성에 중요한 역할을 할 수 있음을 보여주는 대목이다.

입욕 습관의 영향은 여기서 그치지 않는다. 규슈대학 연구팀이 일본인 136명을 대상으로 오이타현 벳푸온천의 다섯 가지 서로 다른 성질의 온천수 입욕 전후의 장내 세균총 변화를 분석했다. 7일 동안 매일 20분 이상 동일한 온천수에 입욕한 결과, 수질에 따라 장내 세균 점유율에 유의미한 변화가 관찰되었다. 가장 큰 변화율을 보인 세균은 탄산수소염천에서 발견된 비피두스균의 일종이었다. 극히 소량의 염류塩類만 함유한 단순온천이나 유황온천에서도 여러 세균이 유의미하게 증가하는 것으로 나타났다.[3]

  이런 연구 결과는 일본인이 평소 즐기는 입욕이나 여행 중 경험하는 온천이 장내 세균총에 영향을 미칠 수 있음을 시사한다.

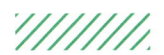 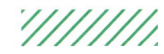

## 입욕 습관을 통해서도 장내 세균을 공유

### 목욕할 때에도 장내 세균이 전해질 수 있다

온수 속에도 적긴 하지만 산소가 존재하여 장내 세균이 생존할 수 있다. 따라서 목욕물을 통해서도 장내 세균이 전해질 수 있다.

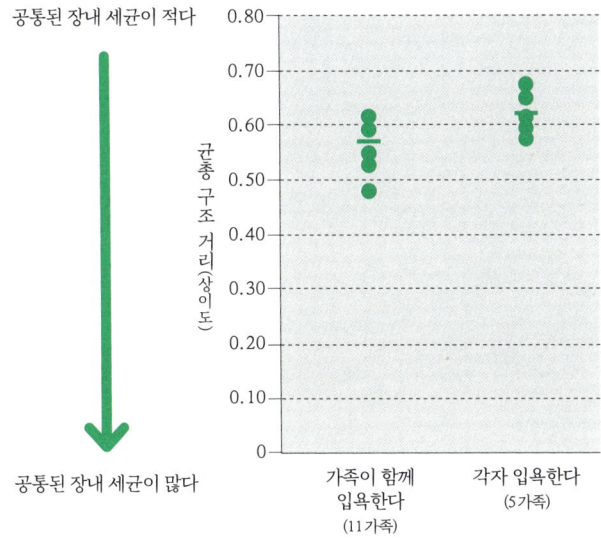

부모가 아이와 함께 목욕하는 11가족과 따로 목욕하는 5가족, 총 59명의 장내 세균을 비교한 결과, 함께 욕조에 들어간 가족에서 장내 세균 중 비피두스균 등 공통적인 세균이 더 많이 관찰되었다. 피실험자의 장내 세균과 유전적으로 동일한 세균이 욕조의 목욕물에서도 검출되어 입욕을 통해 부모의 장내 세균이 아이에게 전해질 가능성을 시사했다.

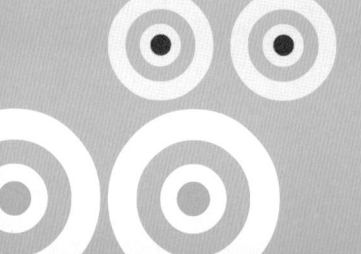

# 2장

# 중요한 것은 세균인가 대사물질인가

대사 작용

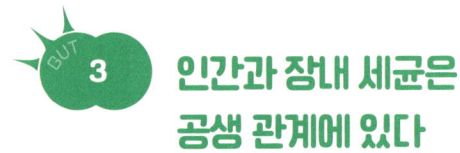

## 인간과 장내 세균은 공생 관계에 있다

다양한 장내 세균에 대해 알아보기 전에 장내 세균이 어떤 역할을 하는지부터 살펴보자.

장내 세균은 우리가 섭취한 음식을 먹이로 삼아 장 속에서 다양한 물질을 생성한다. 이렇게 생성된 물질을 '장내 세균 대사물'이라 한다. 우리가 음식을 먹고 소화한 후 에너지를 얻고 남은 대사물을 소변이나 대변으로 배출하듯이, 장내 세균도 우리가 섭취한 음식을 먹이로 삼아 에너지를 얻고 대사물을 내놓는다. 바꿔 말하면 장내 세균 대사물은 이들의 생존 과정에서 생기는 부산물이라 할 수 있다. 이 대사물 중에는 우리 스스로는 만들 수 없고 장내 세균의 도움을 받아야 생성되는 물질도 있다.

장내 세균 대사물로 잘 알려진 것 중 하나는 유산균이 생성하는 젖산(유산)이다. 유산균이라는 이름 역시 젖산 생성 능력

## 장내 세균은 우리의 소화를 돕고 우리에게 필요한 물질을 생성

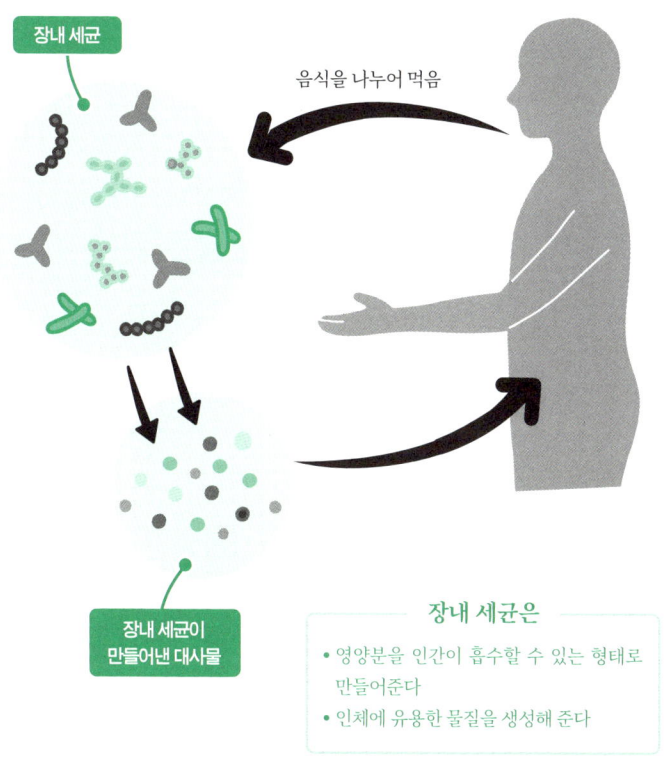

장내 세균은 장을 통과하는 음식의 일부를 먹이로 공급받는다. 인간은 장내 세균으로부터 음식에 포함된 영양분을 흡수하기 쉽게 해주거나, 인체에 유용한 대사물질을 생성해 주는 등의 혜택을 얻는다.

에서 유래했다. 이 외에도 장내 세균은 비타민 B군과 비타민 K, 최근에는 항노화 물질로 주목받는 '폴리아민', 갱년기 여성 건강에 중요한 활성형 대두 이소플라본 '에쿠올' 등 다양한 물질을 합성한다.

장내 세균의 또 다른 중요한 역할은 지방 대사를 통해 항염증 물질을 생성하는 것이다. 이런 물질들은 아토피성 피부염 같은 염증성 질환의 예방에 도움이 될 것으로 기대되고 있다. 이 가운데 특히 주목할 만한 것은 장내 세균 대사물 중 상당한 비중을 차지하고 건강과도 깊은 관련이 있는 '단쇄지방산 SCFAs, Short-Chain Fatty Acids'이다.

## 단쇄지방산은 핵심 장내 대사물질

단쇄지방산은 장내 세균 대사물 중 핵심적인 역할을 하는 존재로, 인간의 건강과 밀접한 관련이 있다는 사실이 밝혀지면서 주목을 받고 있다.

대표적인 단쇄지방산에는 아세트산(초산), 부티르산(낙산), 프로피온산이 있으며, 각각 고유한 작용을 한다. 이들 단쇄지방산은 장내에서 직접 작용하기도 하고 체내에 흡수된 후 특

 ## 장내 세균이 생성하는 핵심 대사물질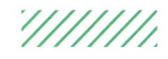

영양소의 흡수를 돕고, 식품 성분을 우리 몸이 활용할 수 있는 형태로 전환하고, 면역 기능을 유지하고, 손상된 장을 회복하고…. 우리가 건강하게 살아가기 위해서는 장내 세균의 여러 물질 대사가 필요하다는 사실이 점점 더 명확해지고 있다.

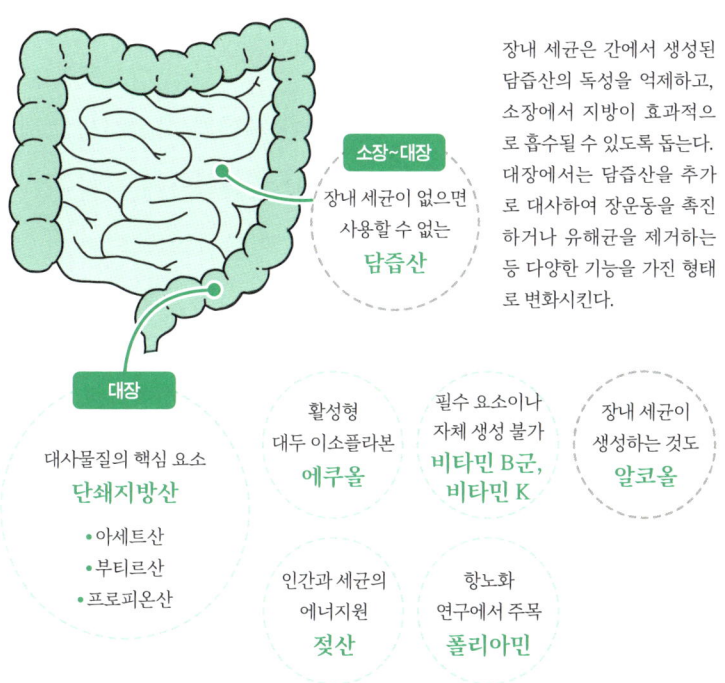

**소장~대장**
장내 세균이 없으면 사용할 수 없는
**담즙산**

장내 세균은 간에서 생성된 담즙산의 독성을 억제하고, 소장에서 지방이 효과적으로 흡수될 수 있도록 돕는다. 대장에서는 담즙산을 추가로 대사하여 장운동을 촉진하거나 유해균을 제거하는 등 다양한 기능을 가진 형태로 변화시킨다.

**대장**

대사물질의 핵심 요소
**단쇄지방산**
- 아세트산
- 부티르산
- 프로피온산

활성형 대두 이소플라본
**에쿠올**

필수 요소이나 자체 생성 불가
**비타민 B군, 비타민 K**

장내 세균이 생성하는 것도
**알코올**

인간과 세균의 에너지원
**젖산**

항노화 연구에서 주목
**폴리아민**

대장에는 소장에서 소화·흡수되지 못한 식품 성분이 흘러들어온다. 장내 세균은 이를 대사하여 먹이로 활용하거나, 인간이 효율적으로 사용하거나 건강에 도움이 되는 형태로 변환한다.

정 수용체를 통해 간접적으로 작용하기도 한다. 이 두 가지 작용 방식은 완전히 다른 구조에 기반하므로 구분해서 이해할 필요가 있다. 각각의 작용에 대해 자세히 살펴보자.

## 손상된 장내 상피세포를 치유하는 아세트산

아세트산부터 살펴보자. 아세트산은 우리가 식초에서 느끼는 신맛의 주성분으로, 비피두스균 같은 유익균에 의해 장내에서 생성된다. 장의 내부는 상피세포로 촘촘하게 덮여 있으며, 이 세포들은 단일 층을 이루며 서로 단단하게 결합되어 있다. 상피세포층 위에는 점액층이 덮여 있어, 외부에서 들어오는 병원균이나 불필요한 물질이 체내로 침투하는 것을 막는다. 이런 보호 기능을 '장벽 기능'이라 하는데, 피부의 장벽 기능과 유사하다.

우리 교토부립대학 연구에 따르면, 아세트산은 손상된 장내 상피세포를 치유하는 효과가 있다는 사실이 확인되었다.[1] 이런 상피세포 복구 작용이 장의 장벽 기능을 유지하고 외부 이물질의 체내 유입을 방지하는 데 중요한 역할을 하는 것으로 판단된다. 아세트산이 장에서 면역글로불린 AIgA 항체 생성을 촉진하여 유해균과 바이러스의 침입을 막는다는 연구 결과도 있다.[2] 장내에서 만들어진 아세트산은 대부분 체내에 흡수되어 지방 생성의 원료로 사용되거나 과도한 지방 축적을 억제하는 신호 물질로 작용한다.

### 장수자의 장에 풍부한 부티르산

다음은 부티르산이다. 부티르산은 은행 특유의 냄새 원인이 되는 성분으로, 대변에서 냄새가 나는 것은 부티르산의 영향이 크다고 알려져 있다. 장에서 생성된 부티르산은 주로 장관 상피세포의 에너지원으로 사용되어 상피세포가 산소를 소비하도록 유도한다. 장내에 비피두스균 같은 유익균이 선호하는 저산소 환경을 조성하는 데 기여하는 것이다.

알레르기 증상이나 체내 염증 같은 과도한 면역 반응을 억제하는 조절 T세포(Treg 세포)의 면역 기능을 활성화한다는 사실이 밝혀지고, 장수와의 연관성을 다룬 연구 결과도 발표되면서 최근 들어 큰 주목을 받고 있다. 실제로 우리가 진행한 연구에서도 장수자가 많은 교탄고 지역의 고령자들 장내에 '부티르산 생성균'이 풍부하게 존재한다는 사실이 확인되었다.[3]

## 단쇄지방산의 주요 작용

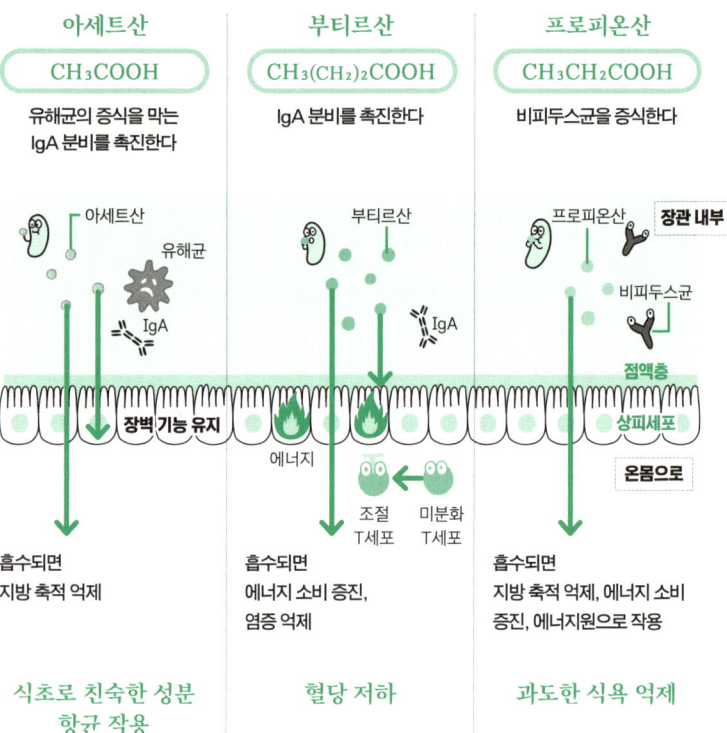

| 아세트산 | 부티르산 | 프로피온산 |
|---|---|---|
| $CH_3COOH$ | $CH_3(CH_2)_2COOH$ | $CH_3CH_2COOH$ |
| 유해균의 증식을 막는 IgA 분비를 촉진한다 | IgA 분비를 촉진한다 | 비피두스균을 증식한다 |

흡수되면
지방 축적 억제

흡수되면
에너지 소비 증진,
염증 억제

흡수되면
지방 축적 억제, 에너지 소비 증진, 에너지원으로 작용

### 식초로 친숙한 성분 항균 작용

**아세트산**

강력한 항균 작용을 통해 유해균이 증식하기 어려운 장내 환경을 조성하고 체내에서 지방 축적을 억제하는 효과를 발휘한다. 음식으로 섭취한 식초는 대부분 소장에서 흡수되기 때문에 대장에 남아있는 것은 장내 세균에 의해 생성된 것이라고 볼 수 있다.

### 혈당 저하

**부티르산**

장의 에너지원으로 사용될 뿐 아니라, 염증을 억제하는 면역 세포를 늘리는 데 도움을 준다. 혈당을 낮추는 호르몬의 분비를 촉진하거나 스트레스를 완화하는 데도 관여한다.

### 과도한 식욕 억제

**프로피온산**

비피두스균의 증식을 돕고 식욕 억제 호르몬의 분비를 촉진한다. 식품 보존료로 사용되기도 하지만, 과도하게 섭취할 경우 당뇨나 비만 위험이 증가할 수 있다는 연구 결과도 있다.

그뿐 아니라 장에서 생성된 부티르산은 체내에 흡수되어 교감신경을 활성화하고 에너지 소비를 촉진하는 작용도 한다.

마지막으로 프로피온산은 에멘탈 치즈 특유의 구멍과 향을 만들어내는 세균을 생성하는 대사산물로, 젖산을 먹고 증식한다. 대장 내에서 비피두스균의 증식을 돕는 등 장 건강에 긍정적인 영향을 미친다. 체내에 흡수되면 에너지원인 당이 부족할 때 새로운 당을 생성하는 '당신생glyconeogenesis' 과정의 원료로 사용된다. 아세트산과 부티르산처럼 지방 축적을 억제하고 에너지 소비를 촉진하는 작용도 한다.

## 유익균과 유해균의 균형이 관건

단쇄지방산의 다양한 기능을 알게 되면, 단쇄지방산을 많이 생성하는 특정 균을 증식시키면 좋지 않을까 하고 생각할 수 있다. 단쇄지방산을 비롯한 장내 세균 대사물질은 단일 균종이 아닌 여러 균의 상호작용을 통해 생성되기 때문에 어떤 균이 많아야 좋다고 일반화하여 말할 수 없다.

장 내부의 단쇄지방산 농도는 항문 근처보다 소장 근처가 더 높다. 장을 횡단면으로 절단해서 관찰하면, 단쇄지방산 농도가 관강 내부는 높고 상피세포 근처는 낮다. 그 이유는 알 수 없지만, 상피세포 근처에 있는 것은 체내에 흡수되거나 상피세포에 사용되기 때문으로 추정된다.

일본인의 경우 세 가지 주요 단쇄지방산인 아세트산, 부티르산, 프로피온산 중 아세트산 농도가 가장 높은 것으로 알려져 있다. 도쿄대학 핫토리 마사히라服部正平 명예교수팀이 실시한 일본인 장내 세균의 유전체 분석 결과에 따르면, 일본인의 장내 미생물군에는 비피두스균과 같이 아세트산을 생성하는 균종이 풍부한 데 반해[4] 서구인은 메탄을 생성하는 장내 세균이 많다고 한다.

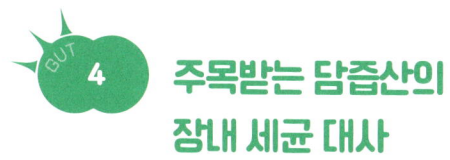
## 4  주목받는 담즙산의 장내 세균 대사

장내 세균의 대사 작용 중에도 꼭 알아야 할 것이 담즙산의 대사다. 담즙에 포함된 성분인 담즙산은 식사로 섭취한 지방(지질)을 유화시켜 소화와 흡수를 돕는, 인간에게 있어 필수적인 물질이다. 원래 간에서 만들어져 쓸개에 저장되었다가 소장에서 분비되지만, 우리 몸이 스스로 만든 물질임에도 독성이 존재하여 글리신이나 타우린과 같은 아미노산과 결합한 '접합체conjugate' 형태로 분비된다.

그러나 접합체 상태에서는 독성은 억제되는 반면 지질을 감싸는 유화 작용은 떨어지는 단점이 있다. 정말 복잡하다. 지질의 소화와 흡수에 사용하기 위해서는 담즙산에서 아미노산을 분리하는 과정이 필요하다. 인체는 이 과정을 스스로 수행할 능력이 없어 장내 세균의 도움을 받아야 한다.

담즙산에서 아미노산을 분리하는 탈접합 유전자를 가진 장내 세균은 여러 종류가 있는데, 그중 가장 유명한 것은 비피두스균이다. 이 균이 건강에 좋다고 알려진 이유는 흔히 장내 환경을 개선하는 정장 작용과 아세트산과 젖산 같은 유익한 대사물질을 생성하기 때문이지만, 담즙산을 효과적으로 활용할 수 있도록 돕는 역할도 매우 중요하다.

실제로 장내 세균이 전혀 없는 무균 쥐는 담즙산에서 아미노산을 분리할 수 없기 때문에 지질을 제대로 흡수하지 못하고 섭취한 지방이 대부분 대변으로 배출되었다. 이처럼 장내 세균이 아미노산을 분리하여 생성한 담즙산을 '일차 담즙산'이라 한다. 일차 담즙산은 지방의 소화와 흡수를 돕는 기능 외에도 인체에 다양한 신호를 전달한다. 특히 담즙산이 말초형 체내 시계 유전자 clock gene를 활성화하는 역할을 한다는 점에 주목할 필요가 있다.

우리 몸에는 뇌가 생체 리듬을 조절하는 중추형 체내 시계와 장이나 간 등 개별 기관에 존재하는 말초형 체내 시계가 있다. 이 두 시계의 리듬이 원활하게 동기화되어야 생체 시계가 정상적으로 작동한다.

말초형 체내 시계 중에서도 장의 시계는 아침 식사의 자극으로 하루를 시작한다고 알려져 있다. 엄밀히 말하자면, 장내 세균이 담즙산에서 글리신이나 타우린을 분리해 생성한 '탈

## 담즙산에서 아미노산을 분리하는 장내 세균의 작용 기전

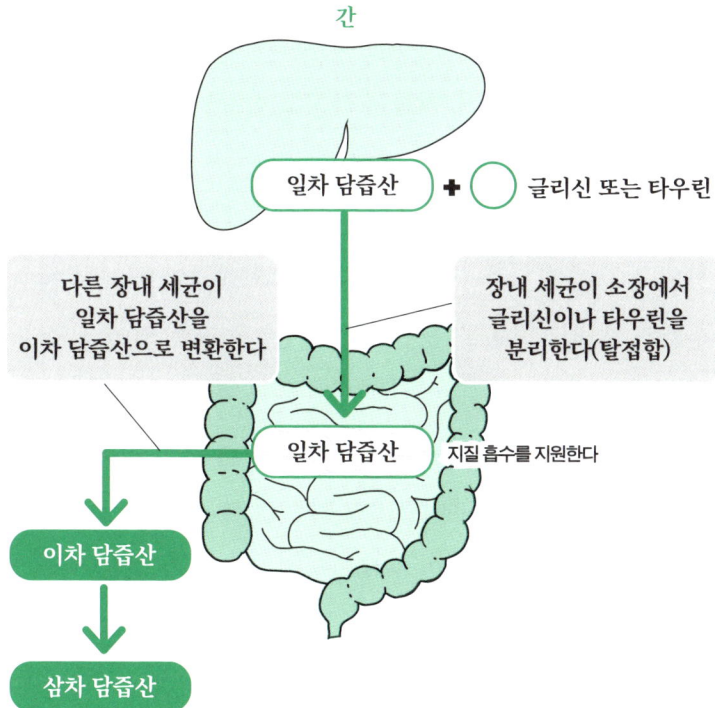

소장에 서식하는 장내 세균이 담즙산에 결합한 타우린이나 글리신을 분리해 지질 흡수에 필수적인 일차 담즙산의 생성을 돕는다. 이렇게 생성된 담즙산의 약 95%는 체내로 재흡수되어 활용되며, 나머지는 대장으로 이동하여 또 다른 장내 세균에 의해 이차 담즙산과 삼차 담즙산으로 변환된다.

접합 담즙산'에 반응함으로써 체내 시계가 작동한다고 할 수 있다. 배탈 등으로 인해 담즙산에서 글리신이나 타우린이 제대로 분리되지 못하면, 장의 시계가 교란될 수 있다. 아침 햇볕을 쬐어 중추형 체내 시계를 맞췄다 해도 장의 시계가 동기화되지 않으면 몸 전체 리듬이 깨지고 건강에 나쁜 영향을 미칠 수 있다.

이 담즙산을 조절하는 작용은 체내 시계 외에 다른 측면에서도 건강에 영향을 미칠 수 있다. 장내 세균이 있어야 체내 시계가 제대로 작동한다는 사실은 매우 놀라운 일이다. 장내 세균총은 음식물 섭취 시 '글루카곤 유사 펩타이드-1GLP-1' 같은 장내 호르몬 분비에도 관여한다. GLP-1은 혈당을 낮추는 작용을 하는 인슐린 분비를 촉진하는 호르몬이다. 장내 세균총의 균형은 시간대에 따라 끊임없이 변화하기 때문에 식사 시간이 불규칙할 경우 이런 대사 관련 호르몬 분비에도 영향을 미칠 수 있다.

실제로 같은 음식을 규칙적인 시간에 먹는 경우와 밤늦게 먹는 경우를 비교한 쥐 실험에서 후자가 더 쉽게 체중이 증가하는 것으로 나타났다. 이는 불규칙한 생활로 체내 시계가 교란되었기 때문으로 해석된다. 이 같은 현상에도 시간대에 따라 변화하는 장내 세균총이 영향을 미쳤을 수 있다. 식사 시간

## 장내 세균이 없으면 원활한 지방 흡수가 불가능

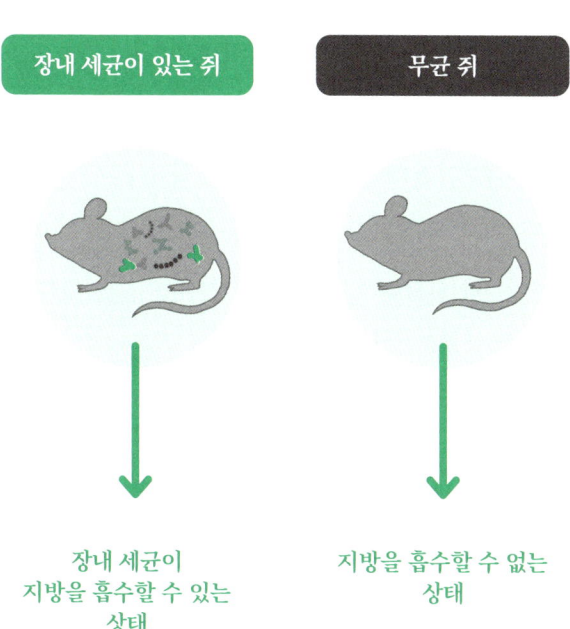

장내 세균을 보유하지 않은 쥐의 경우, 담즙산에서 아미노산을 분리할 수 없기 때문에 지방을 제대로 흡수하지 못하고 섭취한 지방이 대부분 대변으로 배출되었다.

이 들쭉날쭉하면 대사에 필요한 호르몬을 분비하기보다는 에너지를 더 쉽게 축적하는 방향으로 장내 세균총이 변화했을 가능성도 있다.

체내 시계를 조절하는 유전자인 시계 유전자는 장 건강과도 밀접한 관계가 있다. 장에서 이 유전자 기능에 이상이 생기면, 장내 세균총의 균형이 무너지고 궤양성 대장염 등 장 질환 발병 위험이 증가한다는 연구도 있다. 특히 식사 시간이 불규칙하여 체내 시계가 자주 교란되는 직업군에서 이런 현상이 두드러진다. 예를 들어 항공기 조종사는 일반인보다 장내 세균총이 더 불안정한 경향을 보인다.

이런 일련의 발견들은 건강한 상태를 유지하기 위해 인간과 장내 세균 사이 지속적인 정보 교환이 이루어지고 있음을 시사한다.

## ///// 약으로 사용되는 담즙산의 대사물질

담즙산은 가능한 한 대장으로 흘러들지 않도록 설계되어 있으며, 전체의 95% 이상이 소장에서 재흡수된다. 재흡수된 담즙산은 간으로 돌아가 재활용되며, 일부는 식이섬유 등에 결합하여 대장으로 흘러 들어가 장내 세균에 의해 이차 담즙산으로 변환된다.

이차 담즙산이 더 대사되면, 우르소데옥시콜산Ursodeoxycholic acid이라는 삼차 담즙산으로 변환된다. 우르소데옥시콜산은 곰의 담즙에서 유래한 '웅담'의 주요 성분으로도 잘 알려져 있으며, 간의 염증을 억제하는 약물에 사용된다. 이는 예로부터 담즙산의 대사물이 간에 좋다고 알려졌음을 보여준다.

이차 담즙산이라 하면 암과의 연관성을 걱정하는 사람도 있을 것이다. 특히 오사카공립대학의 오타니 나오코大谷直子 교수 연구팀이 '이차 담즙산이 간암의 원인이 된다'는 사실을 밝혀낸 이후 이차 담즙산은 암의 위험 요소로 인식되기 시작했다.

실제로 '간'에서는 이차 담즙산이 지방간과 간암의 위험 요소로 작용할 수도 있다. 다만 '소화관' 내에서는 이차 담즙산이 암의 위험 요소가 아니라고 우리 소화기내과 의사들은 생각한다. 원래 대변 속에는 이차 담즙산이 많이 들어 있기 때문이다.

만약 이차 담즙산이 정말로 암을 유발한다면, 모든 사람이 대장암에 걸려야 할 것이지만 현실은 다르다. 게다가 대장에는 이차 담즙산 수용체가 존재한다. 수용체가 있다는 것은 그

물질이 단순한 독소가 아니라 생리적으로 필요한 성분임을 의미한다.

## //// 변비 환자는 담즙산이 적어

이차 담즙산은 장의 움직임을 조절하는 신호 물질로 작용한다. 대장에 존재하는 수용체에 이차 담즙산이 결합하여 자극이 발생하면, 장이 움직이고 장내 수분이 분비되어 대변의 원료가 되는 내용물이 원활하게 운반된다. 변비 환자는 대장 내 담즙산 농도가 낮다는 사실도 밝혀졌다.

이런 원리에 착안해 제약회사 에자이는 2018년, 새로운 기전의 만성 변비증 치료제 '구피스 Goofice'를 출시했다. 이 약은 소장에서 일차 담즙산의 흡수를 억제해 대장으로 흘러 들어가는 담즙산의 양을 늘리는 작용을 한다. 이후 대장에서 장내 세균이 이 담즙산을 이차 담즙산으로 변환하여 장운동이 촉진되는 구조다.

최근 들어 담즙산은 생체 리듬 조절과 수용체를 통한 신호 전달의 핵심 물질로 떠오르고 있는데, 이 모든 작용은 장내 세균이 있어서 가능한 것이다. 장내 세균 덕분에 우리는 음식에서 영양을 흡수하고 체내 시계가 정상적으로 작동한다. 장 운동이 원활하게 일어나고 염증을 억제하는 우르소데옥시콜산 같은 유익한 물질도 생성된다. 이는 인간과 장내 세균이 만들어낸 최적의 공생 관계를 보여주는 대표적인 사례라 할 수 있다.

## 수명 연장을 돕는 이차 담즙산

이차 담즙산과 수명 연장의 연관성에도 관심이 집중되고 있다. 2019년 발표된 한 연구에 따르면, 유전적으로 노화 속도가 빠른 조로증 쥐에게 젊고 건강한 쥐의 장내 세균이 들어 있는 분변을 이식한 결과, 조로증 쥐의 노화 속도가 느려지고 수명이 연장된 것으로 나타났다. 유전적으로 단명이 예정되어 있음에도 장내 세균에 의해 그 증상이 개선된 것이다.[5]

연구팀은 그 원인을 분석하여 이 과정에 이차 담즙산이 관여한다는 사실을 발견했다. 조로증 쥐의 장에는 이차 담즙산이 적었지만, 분변 이식 후 그 수치가 증가했다. 이는 장내 세균이 생성하는 이차 담즙산이 수명 연장에 큰 영향을 미쳤을 가능성을 시사한다.

이 담즙산의 증가에는 아커만시아 뮤시니필라*Akkermansia muciniphila*(이하 '아커만시아균')라는 장내 세균이 관여하는 것으로 보인다. 장수하는 사람들의 장에서 많이 발견되는 이 균은 장내 환경을 건강하게 유지하는 데 기여하는 것으로 알려져 있다. 다만 일본인 등 일부 인구 집단의 장에서는 이 균이 상대적으로 적게 존재하는 것으로 보고된다.

게이오대학 연구팀은 2023년 7월, 100세 이상 장수자의 장내에서 이소알로리토콜산isoalloLCA이라는 성분이 많이 발견된다는 연구 결과를 발표했다.[6] 이 성분은 병원성 세균에 대한 항균 효과를 가진 삼차 담즙산의 일종으로, 역시 장내 세균에 의해 생성된다.

학계에서는 100세 이상 장수자가 건강하게 오래 사는 비결 중 하나로 이차 담즙산을 효과적으로 대사할 수 있는 특정 장내 세균을 보유하고 있기 때문이라는 가설을 제기하며 활발한 논의가 이어지고 있다.

### 장내 세균 미성숙이 성장 부진을 유발

장내 세균이 아미노산을 대사하는 작용도 매우 흥미로운

연구 주제다. 특히 바나나와 고기에 풍부한 트립토판이라는 아미노산이 장내 세균에 의해 대사되는 과정이 건강에 큰 영향을 미칠 수 있다는 가능성이 제기되고 있다.

대표적인 사례로 2019년 과학 저널 《사이언스 Science》에 실린 빈곤 지역 어린이들을 돕기 위한 프로젝트를 들 수 있다. 영유아기에 충분한 영양을 섭취하지 못한 어린이는 이후 영양 상태가 개선되어도 성장 회복이 어려운 경우가 많다. 그 원인을 밝히고 효과적인 성장 촉진 식단을 찾기 위한 연구가 오랫동안 이어져 왔다.

워싱턴대학의 고든 박사 연구팀은 방글라데시의 영양실조 어린이들을 대상으로 장내 세균을 분석했다. 그 결과 생후 2세까지 영양 부족 상태로 자라면 장내 세균총의 발달이 지연되며, 이런 미성숙한 장내 세균총이 이후 영양 상태가 회복되어도 성장 부진을 유발할 수 있음을 밝혀냈다.[7]

놀랍게도 영양실조에 시달리는 어린이들에게는 고열량 식사보다 콩과 바나나가 포함된 저열량 식사가 더 효과적인 것으로 나타났다. 그 이유를 밝혀내기 위해 콩과 바나나를 섭취한 어린이들의 대변 표본을 분석한 결과, 장내 세균총이 개선되고 트립토판 대사물질이 증가한 사실이 확인되었다. 이런 변화는 영양실조 개선 효과와 밀접한 연관이 있는 것으로

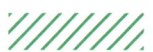 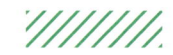

## 영양실조 어린이 연구에서도 장내 세균을 주목

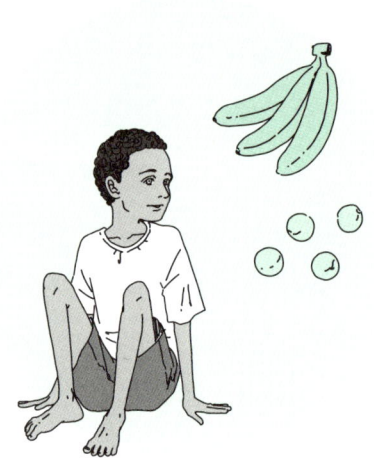

영양실조인 어린이는 음식을 섭취해도 원활하게 성장하지 못한다. 연구 결과에 따르면, 단순히 칼로리를 늘리기보다는 바나나와 대두, 병아리콩, 땅콩 가루를 섭취하는 것이 장내 세균의 종류와 양을 늘리는 데 효과적인 것으로 나타났다. 특히 바나나는 반드시 생으로 섭취해야 한다는 점이 강조되었다.

보인다.

트립토판에 대해서는 아직 완전히 밝혀지지 않은 부분이 많다. 몇몇 연구에 따르면, 유해한 장내 세균이 트립토판을 해로운 대사물질로 변환할 경우, 숙주가 쇠약해지거나 신경 발달이 저해될 가능성이 있다. 이런 관점에서 보면, 콩이나 바나나 등을 섭취한 아이들이 장내 세균 환경이 개선되면서 트립토판을 효과적으로 활용하게 되었고, 그 결과 성장이 개선되었을 가능성이 있다.

이 연구를 주도한 고든 박사는 2006년, 비만과 장내 세균의 상관관계를 밝혀내며 장내 세균이 대중의 주목을 받는 계기를 마련한 인물이다. 그의 연구는 장내 세균이 대사와 영양 상태는 물론, 건강에도 광범위한 영향을 미친다는 사실을 보여 주었다.

앞으로 이 분야의 연구가 더욱 발전하면, 건강한 삶을 위해 어떤 장내 세균이 중요하고 이런 유익한 장내 세균이 얼마나 증가했는지 대사물질을 통해 추정할 수 있게 될 것이다. 그렇게 되면 약에 의존하지 않고서도 식사를 통해 질병을 개선할 수 있는 시대가 열릴지도 모른다.

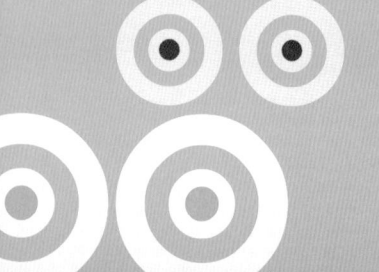

# 3장

# 장내 세균이 쥐를 살찌게 한다

## 비만과 장내 세균

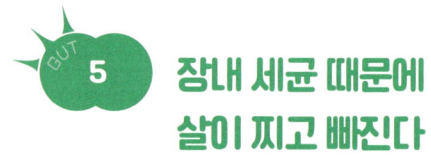

## 장내 세균 때문에 살이 찌고 빠진다

앞서 소개했듯이, 장내 세균이 전 세계적으로 주목받게 된 계기 중 하나는 2006년 발표된 비만과 장내 세균에 관한 연구다. 워싱턴대학의 고든 박사 연구팀은 장내에 세균이 전혀 없는 무균 쥐에 정상 쥐의 장내 세균과 비만 쥐의 장내 세균을 각각 이식했다. 그 결과 비만 쥐의 장내 세균을 이식받은 쥐만 체지방이 47% 증가하며 눈에 띄게 살이 찌는 현상이 나타났다. 비만인의 장내 세균을 무균 쥐에 이식했을 때도 마찬가지로 체중이 증가했다.

이런 결과를 바탕으로 고든 박사는 장내 세균이 비만에 영향을 미치는 중요한 요인이라고 결론을 내렸다.[1] 이 연구는 비만이 장내 세균에 의해 좌우될 수 있음을 처음으로 입증한 사례로 평가되었으며, 이를 계기로 장내 세균 연구가 전 세계적으로 급속히 확산하기 시작했다.

비만은 심근경색, 당뇨, 대사증후군 등의 위험 요인으로 작용하며 전 세계적으로 심각한 사회 문제로 대두되고 있다. 비만의 작용 기전이 밝혀지면 효과적인 대책을 세울 수 있다는 기대 속에서 지금까지 고지방 식단, 운동 부족, 비만 유전자의 영향 등을 주제로 다양한 연구가 이루어졌다. 이 과정에서 비만이 장내 세균에 의해 해결될 수 있다는 가능성이 제기되면서 장내 세균 연구가 더욱 활발하게 진행되었다.

이후 건강한 사람의 대변을 궤양성 대장염 환자 등에게 이식하는 '분변 이식'의 임상 효과를 검증하는 과정에서 비만인의 분변을 이식받은 환자가 실제로 체중이 증가한 사실이 발견되면서, 장내 세균 중에 비만을 유발하는 균이 있다는 인식이 확산되고 있다.

## 날씬균과 뚱보균의 비율

비만과 관련된 장내 세균인 퍼미큐테스 *Firmicutes* (후벽균)와 박테로이데테스 *Bacteroidetes* (의간균)의 비율인 F/B 비율은 비만 가능성을 나타내는 지표 중 하나로 주목을 받아왔다. 실제 장내 세균 데이터를 분석한 결과, 비만인의 장에서는 퍼미큐테스균 비율이 높고 박테로이데테스균 비율은 낮은 경향이 관찰되었다. 이런 조사 결과를 바탕으로 F/B 비율이 높을수록 살이 찌기 쉽다는 해석이 등장했다. 일본에서는 퍼미큐테스균을 '뚱보균', 박테로이데테스균을 '날씬균'이라 부르며 분석 서비스까지 출시되었다.

하지만 이후 연구에서 F/B 비율이 일본인의 비만 정도를 정확하게 반영하는 것은 아니라는 사실이 드러났다. 일본인을 대상으로 한 분석에서는 F/B 비율과 비만 지표인 체질량지수 BMI, Body Mass Index 사이 유의미한 상관관계가 없다는 결과가 나온 것이다.[2] 게다가 건강하게 장수하는 사람이 많은 교탄고 지역의 장수 연구에서는 F/B 비율이 오히려 높게 나타났다.[3]

일본인과 다른 나라 사람의 장내 세균 구성에 차이가 있다는 연구 결과도 있다. 일본인의 비만과 장내 세균의 관계를 정확히 이해하려면 F/B 비율 외에도 다양한 요인을 고려한 추가 연구가 필요할 것으로 보인다.

### 비만 억제 작용을 하는 세균

장내 세균총의 구성 비율이 주목을 받으면서 비만 억제 작

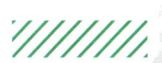 ## 전 세계적으로 진행되는 날씬균과 뚱보균 연구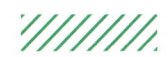

### 비만한 사람의 장내 세균을 쥐에게 이식했더니 체중이 증가했다

장내 세균과 비만의 관계를 밝힌 연구에서, 비만 쥐와 비만인 사람의 장내 세균을 무균 쥐에 이식한 결과 살이 찌는 현상이 관찰되었다. 이는 장내 세균이 숙주인 인간이나 동물의 체질과 질병에 영향을 미칠 수 있음을 보여준다.

### 두 가지 장내 세균의 비율, F/B 비율이 비만과 관련 있다?

일본인에게는 적용되지 않는 경우도 있다. 여러 연구에 따르면, BMI가 높은 사람들은 장내 세균총에서 퍼미큐테스의 점유율이 박테로이데테스에 비해 높은 경향을 보였다. 이 두 균의 비율을 나타내는 F/B 비율이 높을수록 비만 가능성이 높다는 연구 결과도 있지만, 일본인을 대상으로 한 연구에서는 이 상관관계가 뚜렷하지 않다.

### 아커만시아균이 비만에 관여한다?

일본인에게는 드물게 존재하는 균이다. 아커만시아균은 서구인을 대상으로 한 연구에서 비만과 대사증후군을 개선하는 효과가 확인되었다. 유럽식품안전청EFSA에서도 안전성을 인정하여 체중 조절에 도움이 되는 식품으로서 건강기능식품으로도 판매되고 있다.

용을 하는 특정 세균에 대한 연구도 활발히 진행되고 있다.

영국의 한 연구팀은 2014년, 쌍둥이를 대상으로 비만과 장내 세균의 연관성을 조사하던 중 마른 사람의 장내에는 크리스텐세넬라 미누타 Christensenella minuta 라는 균이 많다는 사실을 발견했다. 비만과 관련된 장내 세균총에 이 세균을 추가해 무균 쥐에 이식하면 비만의 진행을 억제할 수 있다는 점도 확인되었다.[4] 이 세균이 날씬균일 수 있다는 가능성에 관심이 집중되고 있으며, 영국에서는 이를 이용하여 '영국 장 프로젝트 British Gut Project'를 진행 중이다. 하지만 일본인에게는 이 세균이 상대적으로 적게 존재하며 비만과의 연관성도 낮은 경향을 보였다.

2010년 이후에는 베루코마이크로비아 Verrucomicrobia 문 아커만시아속에 속하는 아커만시아균이 높은 주목을 받으면서 관련 연구가 활발히 진행되고 있다. 장내 상피세포는 '뮤신Mucin'(당단백질)이라는 점성 물질을 분비해 장벽을 보호하는데, 아커만시아균은 이 뮤신을 영양원으로 삼아 살아간다는 점에서 네덜란드의 미생물 생태학자 안톤 아커만스 Anton Akkermans의 이름을 따서 명명되었다.

아커만시아균은 서구인의 장에서 흔히 볼 수 있으며 체중, BMI, 혈당, 혈중 콜레스테롤 수치가 높은 사람에게서는 상대적으로 적게 발견되는 경향이 있다. 아커만시아균이 적은 비만인의 경우 다이어트를 해도 기대한 만큼 대사 개선 효과를 얻기 어렵다는 연구 결과도 보고되었다.[5] 4장에서 자세히 소개하겠지만, 이 세균은 노화와도 깊은 연관이 있는 것으로 알려져 있다.

유럽과 미국에서는 이미 아커만시아균을 함유한 건강기능식품이 여러 기업을 통해 판매되고 있지만, 이 세균의 효과가 일본인에게도 동일하게 나타날지는 아직 확실치 않다. 일본인은 오키나와 일부 지역 거주자를 제외하고는 장내 세균총에서 아커만시아균이 거의 발견되지 않기 때문이다. 남성은 여성과 비교해 장내 아커만시아균 비율이 더 낮은 경향도 확인되었다.

장내에서는 다양한 장내 세균이 서로 영향을 주고받으며 균형을 유지하고 있으며, 균의 종류와 구성 비율은 인종이나 지역에 따라 큰 차이를 보인다. 서구인은 장내 세균총에 아커만시아균이 많아 비만을 개선하기 쉬울 수 있다. 반면 일본인은 장내 세균총에 아커만시아균을 추가해도 뚜렷한 변화를 경험하지 못할 수 있으며, 경우에 따라서는 예상과는 전혀 다른 결과를 초래할 수도 있다. 이런 이유로 일본인의 장내 환경에 맞는 비만 관련 세균 분석이 필요하다는 점이 강조되고 있다.

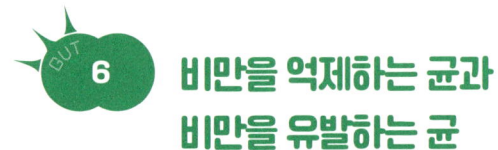
## 비만을 억제하는 균과
## 비만을 유발하는 균

///// 날씬한 사람에게 많은 블라우티아균

일본인의 장내 세균총 중 비만을 예방해 주는 균은 무엇일까? 그 유력한 후보로 퍼미큐테스문 블라우티아속의 블라우티아 웩슬레라레 *Blautia wexlerae*가 주목받고 있다. 일본인은 다른 나라 사람들과 비교해 장내에 블라우티아속 균의 비율이 높다는 사실은 이미 알려져 있다.

히로사키대학의 나카지 시게유키中路重之 교수 등이 진행한 장수 코호트 연구 결과에 따르면, 내장지방이 적은 사람일수록 블라우티아속 균이 많은 것으로 나타났다.[6] 코호트 연구는 특정 집단을 장기간 추적 관찰하여 질병 발생 등 건강 상태의 변화를 조사하는 연구 방식이다.

그 후 국립연구개발법인 의약기반·건강·영양연구소의 구

니사와 준國澤純 박사 연구팀이 수행한 연구에서 블라우티아균이 비만과 제2형 당뇨병의 예방 및 개선에 잠재적인 도움을 줄 수 있는 유익균으로 밝혀졌다. 비만 쥐에게 이 세균을 투여한 결과, 고지방 식사를 섭취했음에도 내장지방 축적과 체중 증가가 억제되고 당뇨병 개선, 대사 촉진 작용, 트라이메틸아민 억제 등 긍정적인 효과가 확인되었다.[7]

연구팀은 블라우티아균이 오르니틴, 아세틸콜린, S-아데노실메티오닌SAM 등의 대사산물을 생성한다고 밝혔다. 비만은 지방세포가 중성지방을 과다하게 저장하면서 발생하는데, 블라우티아균이 생성하는 대사물질들이 지방세포에 직접 작용하여 지방 축적을 억제하는 효과를 나타낸다는 것이다. 이런 직접적인 세포 작용과 함께 젖산·아세트산 등 단쇄지방산 생성으로 인한 장내 환경 개선 효과가 복합적으로 작용해 비만 및 당뇨 억제에 기여할 가능성이 있는 것으로 해석된다.

또 한 가지 주목할 점은, 블라우티아균은 보리나 현미를 섭취하면 장내에서 증가할 수 있다는 사실이다.[8] 이 곡물들은 식이섬유가 풍부하게 함유되어 유익균의 증식을 돕는 것으로 알려져 있다.

## //// 뚱뚱한 사람에게 많은 푸시모나스균

한편 2023년에는 일본인의 장내에서 비만과 인슐린 저항성 등 대사 이상 위험을 높일 가능성이 있는 새로운 균이 발견되었다. 일본 이화학연구소 오노 히로시大野博司 박사 연구팀은 이 세균이 푸시모나스 인테스티니Fusimonas intestini(이하 '푸시모나스균')라는 이름의 퍼미큐테스문에 속하는 장내 세균이라고 밝혔다. 이 세균은 건강한 일본인의 약 30%, 제2형 당뇨병 환자 약 70%의 장내에서 검출되었으며, 비만과 인슐린 저항성을 유발하는 데 관여하는 것으로 나타났다.

동물 실험[9] 결과 푸시모나스균을 보유한 경우 고지방 식사를 섭취하면 체중 증가가 더욱 두드러지고 인슐린의 혈당 조절 효과도 저하되었다. 이런 작용 기전 중 하나로 밝혀진 것은 이 세균이 지질 성분의 변화를 유도한다는 점이다. 푸시모나스균을 보유한 사람이 고지방 식사를 섭취하면, 비만이나 인슐린 저항성을 유발한다고 알려진 엘라이딘산과 팔미틴산이라는 지질 성분이 장내에서 증가하는 현상이 관찰되었다. 인슐린 저항성이란 혈당을 낮추는 호르몬인 인슐린의 효과가 떨어지는 상태를 의미한다.

엘라이딘산은 식물성 기름에 풍부한 올레산이 트랜스 지방산으로 변형된 성분이다. 바꿔 말하면 식사를 통해 섭취하는 트랜스 지방산을 줄여도 이 균을 보유하고 있으면 알게 모르게 체내에서 트랜스 지방산이 생성될 수 있으므로 주의가 필요하다. 고지방 식사를 하는 사람은 트랜스 지방산을 생성하는 재료가 많다는 의미다. 또한 지질의 소화와 흡수를 위해 담즙산 분비가 증가해 장내 세균총의 불균형을 유발할 수도 있다. 담즙산은 장운동을 촉진하지만, 동시에 계면활성제로 작용해 특정 세균의 생존을 어렵게 만들기 때문이다.

연구 결과에 따르면, 고지방 식사를 섭취한 쥐는 장관 상피세포의 장벽 기능이 약해져 본래 체내로 들어가서는 안 되는 장의 내용물이 쉽게 침투하게 되는 '장 누수 leaky gut' 현상이 발생하는 것으로 나타났다. 그 결과 장내 세균 균형이 파괴되어 체내 염증이 발생하기 쉬워지고, 비만과 인슐린 저항성 등 대사 이상이 가속화될 수 있다.

블라우티아균과 푸시모나스균도 임상 시험에서 유효성이 검증된다면, 일본인의 체질에 맞춘 비만 대책을 마련하는 데 일조할 것으로 기대된다.

## 일본인 연구에서 밝혀진 날씬균과 뚱보균

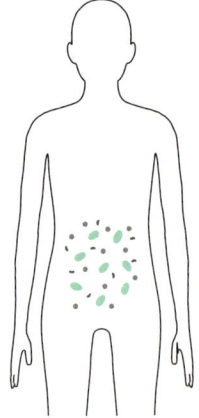

### 날씬한 사람에게 많은

#### 블라우티아균 *Blautia wexlerae*

일본인 중 뚱뚱하지 않은 사람의 장에서 많이 발견되는 퍼미큐테스문에 속하는 균이다. 동물 실험에서 고지방 식사로 인한 체지방 증가를 억제하는 것으로 확인되었다. 그러나 이 세균을 보유해도 장내세균 중 점유율이 1% 정도에 불과한 사람은 비만 억제 효과가 나타나지 않을 수 있다.

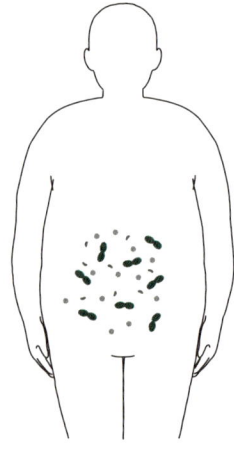

### 뚱뚱한 사람에게 많은

#### 푸시모나스균 *Fusimonas intestini*

이 세균 역시 일본인에게 비교적 많이 발견되는 퍼미큐테스문에 속한다. 고지방 식사를 섭취하면 나쁜 지질을 만들어 비만과 염증 유발을 촉진한다. 동물성 포화지방산의 악영향이 주목받는 경우가 많지만, 이 세균이 존재하는 경우 식물성 기름도 많이 섭취하면 악영향을 미칠 수 있다.

## 7 혈관 건강에도 장내 세균이 영향을 미친다?

심근경색, 당뇨, 대사증후군 등 생활습관병의 위험 인자는 비만만이 아니다. 고콜레스테롤도 동맥경화 등 혈관 노화를 초래하는데, 이 과정에도 장내 세균이 영향을 미친다는 사실이 밝혀졌다.

### //// 콜레스테롤을 분해하는 장내 세균

2024년 봄, 매우 흥미로운 논문이 발표되었다. 식사를 통해 섭취한 콜레스테롤을 다른 물질로 분해하는 균이 발견되었다는 연구 결과를 담고 있었다. 1948년 미국 매사추세츠주에서 시작되어 장기간 진행 중인 대규모 역학 조사 '프레이밍햄 심장 연구Framingham Heart Study'에서 1천400명 이상의 대변 표본

# 콜레스테롤을 분해하는 장내 세균 발견

**식사를 통해 섭취한 콜레스테롤**

**체내에서 합성되는 콜레스테롤**

콜레스테롤의 공급원은 식사와 체내 합성이 있다. 체내에 있는 콜레스테롤의 대부분은 체내에서 합성된 것으로 알려져 있다.

### 장내 콜레스테롤

콜레스테롤은 장관 내에서 담즙산에 둘러싸인 형태로 체내에 흡수된다. 오실리박터균이 이 장관 내 콜레스테롤을 분해하면, 다른 장내 세균이 이를 추가로 분해하여 배출을 돕는다.

IsmA(Intestinal Steroid Metabolism A)라는 유전자를 가진 오실리박터균 등이 콜레스테롤을 분해한다.

### 혈중 콜레스테롤 감소

콜레스테롤은 호르몬이나 세포막 등의 원료로 사용된다. 소비되지 않고 미사용된 콜레스테롤(저밀도지단백 콜레스테롤)이 증가하면 동맥경화의 원인이 된다.

을 분석해 장내 세균총과 심장 질환 위험 사이의 상관관계를 조사했다.

그 결과에 따르면, 오실리박터_Oscillibacter_속 균을 많이 보유한 사람은 그렇지 않은 사람에 비해 콜레스테롤 수치가 낮은 경향을 보였다. 오실리박터균은 비교적 많은 사람이 보유하고 있는 장내 세균이다. 추가적으로 이 세균이 미치는 영향을 분석한 결과, 피실험자의 대변에서 콜레스테롤 대사물이 증가한 것이 확인되었다.[10]

이 연구에서는 오실리박터균에 콜레스테롤 분해와 관련된 유전자가 존재하는 것으로 확인되었다. 이는 이 세균이 장내에서 콜레스테롤을 분해해 대변과 함께 배출하고 있을 가능성이 크다는 의미다. 오실리박터균 외에도 유박테리움 코프로스타놀리게네스_Eubacterium coprostanoligenes_ 등 다른 장내 세균들도 유사한 유전자를 가지고 있다. 이전의 동물 실험에서도 오실리박터균은 콜레스테롤 수치를 낮추는 효과가 확인되었다.

콜레스테롤은 세포막 형성과 호르몬 생성에 필수적인 성분이지만, 혈중 농도가 지나치게 높으면 동맥경화 등 혈관 노화를 유발할 수 있다. 장내 세균총의 균형을 조절하면 혈관 건강을 개선하고 동맥경화와 심혈관 질환을 예방할 수 있다는 점에서 이런 연구는 중요한 의미를 지닌다.

실제로 교탄고 지역 장수 코호트 연구에 참여한 사람들의 장내 세균을 조사한 결과, 평균적으로 오실리박터균 비율이 높게 나타났다. 반면 이 세균의 비율이 낮은 사람들은 콜레스테롤 수치가 다소 높은 경향을 보였다. 교탄고가 장수 지역이고 고령자들의 혈관 나이가 젊다는 점을 고려할 때, 오실리박터균이 장수와 연관이 있을지도 모른다.

앞으로 일본인의 장내에서 발견되는 오실리박터균에도 콜레스테롤을 분해하는 유전자가 있는지, 실제로 콜레스테롤 수치를 낮추는 효과가 있는지 확인할 필요가 있다. 만약 그렇다면, 이 세균의 증식을 유도하는 식습관에 대한 연구도 필요할 것이다.

콜레스테롤 수치를 낮추는 대표적인 약물로는 일본의 생화학자 엔도 아키라遠藤章 박사가 발견한 스타틴Statin이 있다. 이 약물은 콜레스테롤 합성을 억제하는 작용을 하며, 현재 전 세계에서 널리 사용되는 의약품 중 하나다.

장내 세균 연구 관점에서 스타틴의 주목할 만한 특징 중 하나는, 장내 세균에 악영향을 주지 않는다는 점이다. 일반적으로 약물은 장내 세균총의 균형에 큰 영향을 미치는 외부 요인으로 알려져 있다. 소화기 질환 약물·당뇨병 치료제·항생제 등은 장내 세균에 미치는 영향이 큰 반면, 스타틴을 포함한 심혈관 질환 약물은 장내 세균에 미치는 영향이 상대적으로 적다는 사실이 도쿄대학 나가타 나오요시永田尚義 교수 등의 연구에서 확인되었다.[11]

그뿐 아니라 스타틴이 장내 세균 균형을 혈관 건강에 유익한 방향으로 이끌 가능성도 제시되고 있다. 유럽 14개 연구팀이 2천 명 이상을 대상으로 실시한 조사 등을 분석한 연구에 따르면, 비만한 사람이 스타틴을 복용하면 장내 세균총에서 염증을 유발하기 쉬운 비만인 특유의 특성이 대폭 개선되는 경향이 확인되었다.[12]

### ///// 동맥경화를 촉진하는 유해 물질 생성균

오실리박터균 같은 콜레스테롤을 분해하는 균과는 달리 동맥경화 위험을 높이는 장내 세균도 존재한다. 다양한 역학 연구에 따르면, 돼지고기·소고기·양고기 등 붉은 고기를 많이 섭취하는 사람은 동맥경화나 심근경색 같은 심혈관 질환의 발병 위험이 높다. 이와 관련해 동물성 포화지방산이 해로운 영향을 미치는 요인으로 지목되고 있다.

그러나 포화지방산이 유일한 원인은 아닌 듯하다. 일부 장내 세균은 돼지고기, 소고기, 양고기 등의 붉은 고기나 치즈에 포함된 콜린이나 L-카르니틴 같은 성분을 이용해 트라이메틸아민TMA이라는 대사산물을 생성한다. 이 물질은 간에서 트라이메틸아민 옥사이드TMAO라는 성분으로 변환되어 혈관에 생긴 플라크(혹)에 지질이 축적되는 작용을 촉진한다. 실제로 혈중 트라이메틸아민 옥사이드 농도가 높을수록 심근경색을 비롯한 각종 심혈관 질환 발병 위험이 증가하는 것으로 밝혀졌다.[13]

혈관 노화의 원인은 동맥경화만이 아니다. 나이 들면 혈관을 구성하는 내피세포의 기능이 저하되면서 혈관의 탄력성도 떨어진다. 최근 연구에 따르면, 이 혈관 내피세포의 기능을 개선하는 장내 세균이 존재한다는 사실이 밝혀졌다. 대표적인 예로 폴리아민이라는 대사물질을 생성하는 장내 세균을 들 수 있다.

폴리아민은 아르기닌, 오르니틴 같은 아미노산의 대사 과정에서 생성되는 물질로, 여러 개의 아민기($-NH_2$)를 포함하는 분자 구조를 지닌다. 이 물질은 항염증 작용과 세포 내 단백질을 재활용하는 자가소화작용autophagy을 촉진하는 효과가 있다. 장내에서 생성된 폴리아민은 체내에 흡수된 후 혈관 내피에

## 장내 세균이 동맥경화를 촉진하는 작용 기전

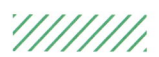 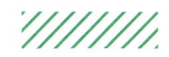

장내 세균이 생성하는 트라이메틸아민TMA은 그 자체로는 독성이 없지만, 체내에서 트라이메틸아민 옥사이드TMAO로 변환되어 면역 세포인 대식세포를 활성화한다. 그 결과 혈관에 생긴 플라크(혹)에 지질이 축적되는 작용이 촉진된다.

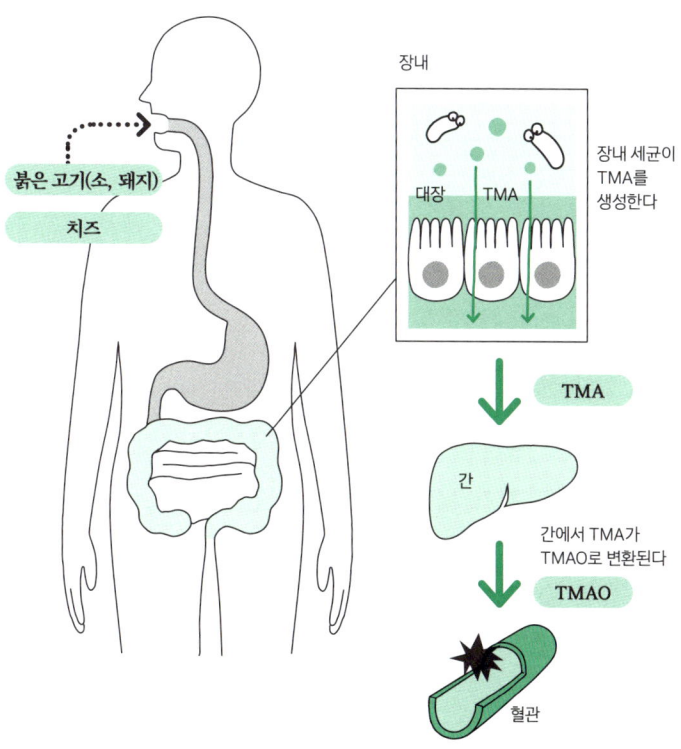

직접 작용하여 기능을 개선한다.[14] 이런 연구 결과를 바탕으로 폴리아민을 생성하는 세균 중 하나인 비피두스균 LKM512를 사용한 요구르트가 "혈관의 탄력 유지에 도움이 된다"는 기능성 표시 식품으로 판매되고 있다.

## 저염식에도 혈압이 내려가지 않은 이유

장내 세균은 혈압과도 연관이 있다. 평소 염분을 많이 섭취하면 대장 내 염분 농도가 상승하면서 이런 환경에서 생존할 수 있는 특정 장내 세균이 증가한다. 그로 인해 장내 세균총의 균형이 깨지면 혈압 상승으로 이어질 수 있다. 주목할 점은, 이렇게 장내 세균총의 불균형한 상태가 고착되면 갑자기 염분 섭취를 줄여도 혈압이 쉽게 내려가지 않는다는 것이다. 이는 장내 세균 자체가 혈압을 끌어올리는 방향으로 작용하기 때문으로 보인다.

이와 관련된 흥미로운 연구가 있다. 고혈압 환자의 장내 세균을 이식받은 무균 쥐는 식사나 운동량에 변화가 없는데도 혈압이 상승했다.[15] 혈압을 높이는 장내 세균이 있으면 혈압강하제를 복용해도 효과가 떨어질 수 있다. 혈압이 걱정되거나 가족력이 있다면, 가능한 한 일찍부터 저염식을 시작하는 것이 바람직하다. 이는 혈압 상승을 유발하는 세균이 정착하기 어려운 장내 환경을 조성하는 데 도움이 되기 때문이다.

 염분 섭취는 갑자기 줄이기 어렵다면 채소와 과일 섭취를 늘리면서 조금씩 줄여나가는 것이 좋다. 채소와 과일에는 체내 나트륨 배출을 돕는 칼륨이 풍부하게 함유되어 있다. 실제로 교탄고 지역의 건강한 장수자들의 식단을 살펴보면, 채소뿐 아니라 과일 섭취량이 많은 것이 특징이다. 그 때문인지 이 지역에서는 고혈압인 사람이 매우 적다. 결국 장수의 비결은 일상에 자연스럽게 자리 잡은 건강한 생활 습관에 있는지도 모른다. 균형 잡힌 식단의 중요성을 다시금 상기시켜 주는 사례다.

## 인슐린 효과를 떨어뜨리는 장내 세균

 장내 세균은 혈당 수치에도 관여한다. 당뇨병의 주요 원인 중 하나는 인슐린 기능 이상이다. 인슐린은 췌장에서 분비되는 호르몬으로, 세포 내 포도당 흡수를 촉진해 혈당을 낮추는 작용을 한다. 인슐린 분비량이 감소하거나 인슐린 저항성이 발생하면 제2형 당뇨병에 걸릴 위험이 증가한다.

미국의 한 연구팀은 2023년, 장내 세균 중 인슐린 작용을 촉진해 혈당을 낮추는 데 도움을 주는 균이 있다는 연구 결과를 발표했다. 코프로코쿠스*Coprococcus*라는 이 세균은 대부분의 사람이 보유하고 있지만 그 비율은 저마다 다르며, 이 균이 많을수록 인슐린 효과가 높은 것으로 나타났다.[16]

반면 일본인의 비만과 관련 있는 푸시모나스균은 당뇨병 환자의 70%에서 검출되었으며, 코프로코쿠스균과는 반대로 인슐린 작용을 방해해 혈당 상승을 유발할 뿐 아니라 비만을 가속하는 것으로 밝혀졌다.[17]

# 4장

## 젊음과 수명을 연장하는 장 관리 비결은?

### 장수, 노화와 장내 세균

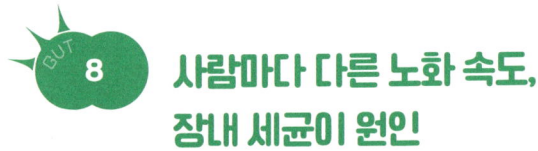
## 사람마다 다른 노화 속도, 장내 세균이 원인

현재 항노화 의학 분야에서는 '노화'를 단순한 자연 현상이 아닌 질병의 일종으로 간주한다. 노화라고 하면 무엇이 떠오르는가? 피부에 주름과 기미가 늘고 머리카락이 가늘어지며 체력이 떨어져 걷기도 힘들어진다. 노안이 오고 젊을 때는 드물던 생활습관병이나 암의 발병률도 높아진다. 이런 눈에 보이는 '노쇠frailty' 현상을 곧 '노화'라고 생각하는 사람이 많을 것이다.

이 같은 노쇠가 모든 사람에게 같은 속도로 찾아올까? 50대에 접어들자마자 얼굴에 주름이 늘고 흰머리가 많아지며 식욕이 줄고 병치레가 잦아지는 사람이 있는가 하면, 80대 90대가 되어도 활기차게 움직이는 사람도 있다. 오랜만에 동창회에 나갔는데, 같은 나이임에도 어떤 이는 부쩍 늙어 보인 데 비해 어떤 이는 훨씬 젊어 보인 경험이 있을 것이다. 나이만으로는 노화의 정도를 판단할 수 없다고 생각하는 사람도 많을 것이다.

한편으로 의료 기술의 발전과 영양·위생 상태의 개선으로 인간의 평균 수명은 꾸준히 늘고 있다. 2023년 후생노동성이 발표한 간이생명표에 따르면, 일본인의 평균 수명은 여성 87.14세, 남성 81.09세를 기록했다. 건강한 상태로 100세를 넘기는 장수자도 갈수록 늘고 있다.

## 사람마다 다른 노화 속도

이 같은 배경에서 최근 단순히 태어난 해를 기준으로 삼는 '실제 나이chronological age'와는 별개로 몸의 노화 상태를 반영하는 '신체 나이biological age', 즉 노화 지표가 필요하다는 인식이 확산하고 있다. 체내의 다양한 지표를 활용해 신체 나이를 산출하는 '노화 시계aging clock'라는 연구 영역도 주목을 받고 있다.

그렇다면 생물학적 노화를 촉진하는 요인은 무엇일까? 현재 노화의 지표로 인정된 요인은 세포 노화, 유전체 불안정성, 후생유전학적 변화, 만성 염증 등 총 열네 가지다. 2013년 이

가운데 아홉 가지 요인이 제안되었고, 2022년 다섯 가지가 추가되었는데 그중 하나가 '장내 세균'이다. 엄밀히 말하자면, 장내 세균총의 불균형과 다양성 감소, 장내 세균이 유발하는 저강도 만성 염증 등이 노화에 영향을 미치는 요인으로 볼 수 있다.

## 노화 요인으로 추가된 장내 세균총의 불균형

장내 세균총의 불균형이 노화 요인에 추가된 배경에는 장내 세균과 수명 사이 연관성을 보여주는 장기간에 걸친 관찰 연구 결과가 축적되고 있기 때문이다. 특히 장내 세균총의 변화가 단순히 노화에 따라 나타나는 현상이 아니라 실제 수명에 영향을 미친다는 사실이 다양한 동물 실험을 통해 밝혀졌다.

흔히 노화와 수명은 별개라고 여긴다. 여기서 말하는 '수명 연장'은 생물학적으로 정해진 수명(생존 가능 기간)을 연장하는 것이 아니라, 질병이나 심신 쇠약으로 죽음으로 향하는 속도를 늦춰 타고난 수명을 온전히 누리는 것을 의미한다. 이런 이유로 노화 방지는 건강한 시간을 더 오래 유지하는 것과 직결된다.

## 생물학적 노화를 촉진하는 요인

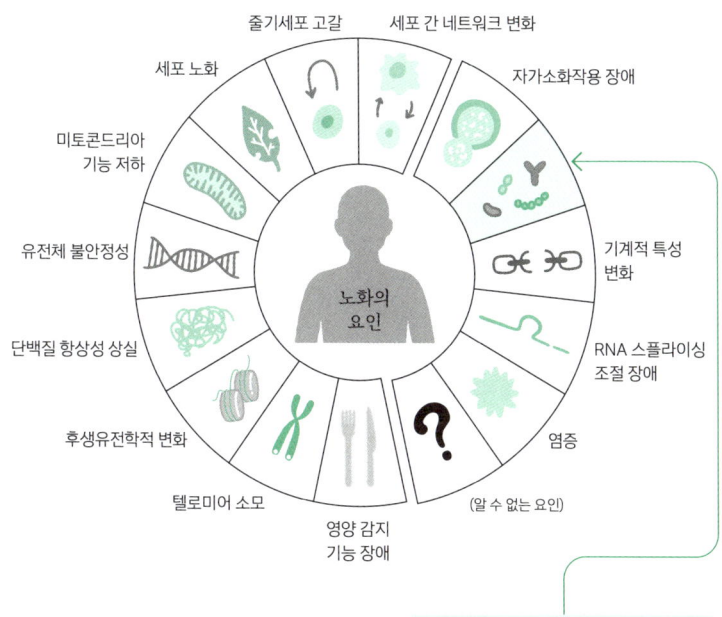

**장내 세균총의 불균형**
(microbiome disturbance)

2013년, 스페인의 과학자 카를로스 로페스-오틴Carlos López-Otín 등은 노화의 특징으로 아홉 가지 요인(그림 왼쪽 절반)을 제시하여 노화 연구가 큰 진전을 이루었다. 2022년 덴마크의 코펜하겐에서 열린 심포지엄에서 기존 아홉 가지 요인을 재평가하고 다섯 가지 새로운 요인(그림 오른쪽 절반)을 추가했다.

유전자 분석 기술의 발전으로 장내 세균의 패턴을 특정할 수 있게 되면서, 노화에 따른 패턴의 변화와 종의 다양성 감소가 명확히 드러나고 있다. 이런 장내 세균총의 변화가 염증을 유발할 가능성이 있다.

건강상의 문제로 일상생활의 제약 없이 살아갈 수 있는 기간을 '건강수명'이라 한다. 현대 의학은 이 건강수명 연장을 주요 목표로 삼고 노화를 유발하는 요인을 밝히기 위한 연구를 계속하고 있다.

## //// 장수자 장내 세균의 두 가지 공통점

현재 전 세계 연구를 통해 밝혀진 장수와 관련된 장내 세균의 조건은 두 가지로 요약된다. 첫째, 장내 세균의 다양성이 높다. 둘째, 프로테오박테리아*Proteobacteria*문(현재는 슈도모나도타*Pseudomonadota*문으로 분류된다)에 속하는 세균이 적다.

장수와 장내 세균에 관한 연구는 2000년대부터 유럽과 미국을 중심으로 활발히 진행되었으며, 최근 몇 년 동안 몇 가지 장기 추적 조사 결과가 발표되었다. 그중 흥미로운 것은 핀란드 투르쿠대학에서 2021년 발표한 평균 연령 49.5세의 성인 약 7천 명을 15년간 추적한 연구 결과다.[1]

연구팀은 대장균, 클레브시엘라*Klebsiella*, 살모넬라 등 프로테오박테리아문에 속하는 엔테로박테리아세*Enterobacteriaceae*과 세균이 많은 사람일수록 수명이 짧아진다는 사실을 발견했

 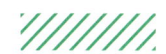

## 장수자의 장내 세균은 무엇이 다를까

### 세계 각국 연구에서 밝혀진 두 가지

현재까지 알려진 바로는, 생활 습관이나 인종과 무관하게 장수와 연관된 장내 세균의 조건은 '다양성이 높다'는 것과 '프로테오박테리아문 세균이 적다'는 것이다. 다양성을 정량화하는 표준화된 측정 지표는 아직 정립되지 않았지만, 장내 세균의 다양성 감소와 건강 악화 사이에는 뚜렷한 상관관계가 확인된다.

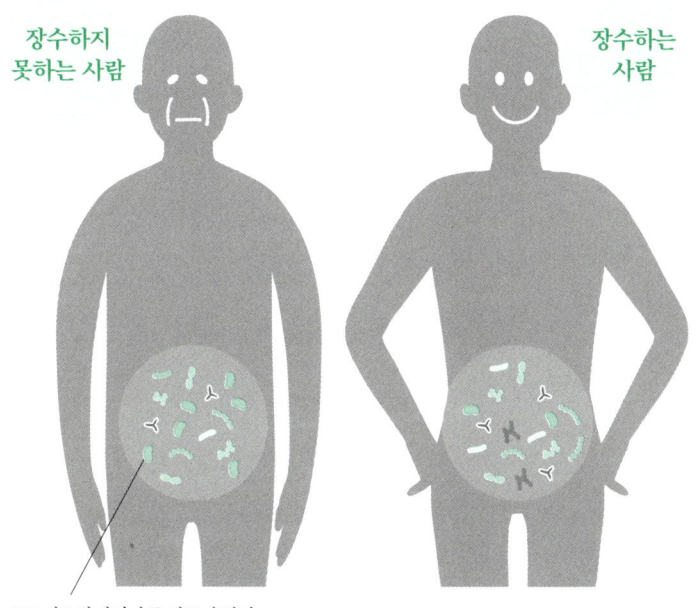

장수하지 못하는 사람
프로테오박테리아문 세균이 많다

장수하는 사람
프로테오박테리아문 세균이 적다
장내 세균의 다양성이 높다

다. 장내 세균의 스크리닝을 통해 이 같은 세균의 증감 정도에 따라 사망률을 예측할 수 있는 공식도 개발했다.

다만 이 공식은 특정 세균과 수명의 관계를 직접적으로 분석하기보다는 프로테오박테리아문 세균의 비율이 증가하거나 감소할 때 사망률이 어떻게 변하는지를 보여줄 뿐이다. 프로테오박테리아문에 속한 세균에는 장관의 상피에 염증을 일으키는 것이 많은데, 이 염증이 전신의 만성 염증으로 이어져 노화 속도가 빨라진다고 해석된다.

장내에서 부티르산을 생성하는 유익한 균으로 알려진 부티르산 생성균과 비피두스균은 산소가 있는 환경에서는 생존하기 어려운 편성 혐기성 세균이다. 반면 프로테오박테리아문에 속하는 세균은 장내에서 그 수가 많지 않은 소수파이지만, 산소가 약간 있는 환경에서도 생존이 가능한 통성 혐기성 세균에 해당한다.

산소에 강한 세균이 늘어난다는 것은 장내에 산소가 유입되고 있음을 의미한다. 이는 장관의 장벽 기능이 손상되어 염증 유발 물질이 체내로 더 쉽게 침투할 수 있음을 시시한다. 이 같은 일련의 과정을 거치며 장 기능이 약화하면, 사망률이 높아지는 것이 아닐까.

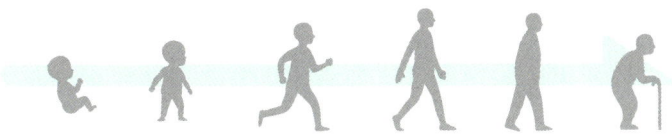

## 일본인의 연령별 장내 세균 변화

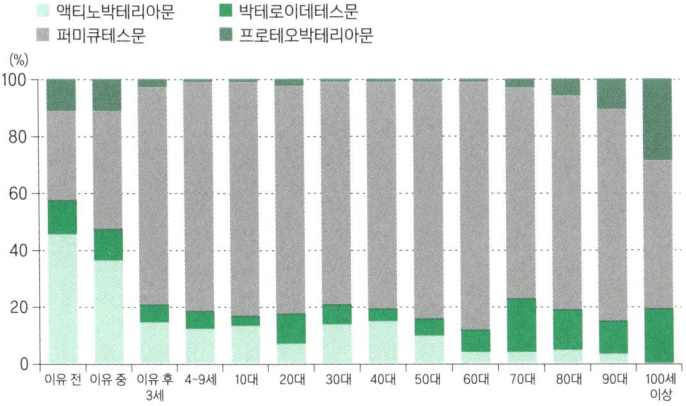

일본에 거주하는 0세부터 독립적인 생활을 유지하는 건강한 104세까지 총 367명의 대변 표본을 차세대 염기서열분석NGS 기술을 활용해 종합적으로 분석한 결과다. 영유아기에 가장 우세한 균인 비피두스균을 포함하는 액티노박테리아문에 속하는 세균은 이유기 이후 비율이 감소하며, 60대 이후에는 더욱 가파르게 줄어드는 양상을 보인다. 반면 대장균 등을 포함하는 프로테오박테리아문에 속하는 세균의 비율은 영유아와 고령층에서 상대적으로 높게 나타났다.

## ///// 나이 들면서 변하는 장내 세균의 균형

장내 세균총의 균형은 연령대별로 뚜렷한 변화를 보인다. 1장에서 소개한 미생물학자 미쓰오카 도모타리 박사는 장내 세균학의 기틀을 마련하여 체계적인 장내 세균총 연구를 선도했다. 그의 연구에 따르면, 신생아의 장에는 비피두스균이 풍부하게 존재하지만 성장하면서 그 비율이 점차 감소한다. 반면 고령화가 진행될수록 웰치균, 대장균, 장구균 등 흔히 '나쁜 균'으로 불리는 유해균의 비율이 증가하는 경향을 보인다.

그 후 유전자 분석 기술이 도입되면서 미쓰오카 박사 시대의 조사 방법으로는 파악할 수 없었던 전체 장내 세균의 분석이 가능하게 되었다. 그 결과 장내 세균총 전체가 노화에 따라 어떻게 변화하는지 그 양상이 밝혀지기 시작했다. 앞의 그래프는 이를 조사한 것이다.

장내 세균총의 문門 수준 분포를 살펴보면, 비피두스균이 속한 액티노박테리아*Actinobacteria*문, 박테로이데테스*Bacteroidetes*문, 퍼미큐테스문, 프로테오박테리아문이 전체의 90% 이상을 차지한다. 일본인의 연령대별 평균 비율을 살펴보면, 20~60대 성인의 경우 퍼미큐테스문이 70% 이상 높은 점유율을 보이며 네 가지 문의 비율에 큰 차이가 없다.

그러나 고령화가 진행될수록, 특히 70~80대 이상에서는 젊은 층 대비 뚜렷한 변화가 관찰된다. 액티노박테리아문과 퍼미큐테스문의 비율이 감소하는 반면, 박테로이데테스문과 프로테오박테리아문의 비율이 증가한다. 장내 세균의 다양성과 탄수화물을 분해하는 유익균은 감소하는 반면, 단백질을 분해하는 균이 증가한다는 연구 결과도 있다.[2] 주목할 점은, 앞서 장수와 부정적 상관관계가 있는 것으로 알려진 프로테오박테리아문의 비율이 60세 이후 꾸준히 증가한다는 사실이다.

젊은 층이 고령자와 유사한 장내 세균 패턴을 보인다면 어떤 위험이 있을까? 앞서 소개한 투르쿠대학 연구팀이 피실험자를 장내 세균의 다양성에 따라 세 가지 유형으로 분류하여 장내 세균 구성을 살펴보았다. 그 결과 연령, 성별, BMI, 흡연 여부, 당뇨병, 고혈압, 약물 복용 등과 무관하게 특정 장내 세균 구성을 가진 그룹에서 사망자가 더 많은 것으로 나타났다. 이런 장내 세균 구성의 경향이 강할수록 사망 위험도 높게 나타났다.

사망 위험이 높게 나타난 장내 세균 구성을 살펴보면, 프로테오박테리아문의 우세균인 엔테로박테리아세과 균의 비율이 높았다. 엔테로박테리아세과의 대표적인 균에는 대장균,

## 장내 세균의 대사물도 노화

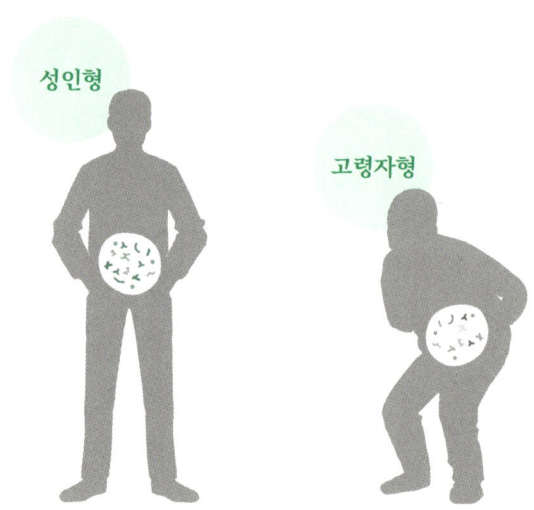

60세부터 85세 사이 건강한 일본인 32명을 대상으로 장내 세균 구성을 조사하여 나이에 비해 젊은 성인형 장내 세균총을 가진 그룹과 일반적인 고령자형 장내 세균총을 가진 그룹으로 나눈 후 각각의 분변 속 수용성 대사산물을 비교했다. 그 결과 고령자형 그룹에서는 성인형 그룹에 비해 대장암 등 노인성 질환과의 연관성이 보고된 트라이메틸아민 등의 물질이 더 많이 발견되었다. 또한 고령자형 장내 세균총을 가진 그룹은 장관 장벽 기능이 약화하고 있었다.

클레브시엘라속, 엔테로박테리아세속, 살모넬라속이 포함된다. 이런 장내 세균 구성을 가진 그룹에서 암, 특히 소화기암으로 인한 사망률이 높게 나타났다. 그 밖에도 장내 세균의 다양성이 낮으면 사망 위험이 크고, 박테로이데테스문이 다양한 질병에 관여한다는 연구 결과도 있다.

이런 연구 결과를 종합해 보면, 암을 비롯한 생활습관병의 발병 위험이나 사망 위험이 장내 세균 구성과 밀접하게 연관되어 있다는 점은 거의 확실해 보인다. 특히 프로테오박테리아문의 비율이 높거나 장내 세균의 다양성이 낮은 상태는 장내 환경의 노화, 즉 '노화형 장내 세균총'의 특징으로 간주할 수 있다.

최근에는 인공지능AI 기술을 활용해 장내 세균 데이터를 분석하는 장 노화 시계도 제안되고 있다.[3] 이 기술은 개별 장내 세균 정보를 바탕으로 건강 상태와 노쇠 정도를 평가하는 데 유용할 것으로 기대된다. 노쇠를 조기에 발견하고 구체적인 대책을 세움으로써 장 노화 시계의 진행 속도를 늦추거나 되돌린다면 건강한 장수를 도모할 수 있을 것이다.

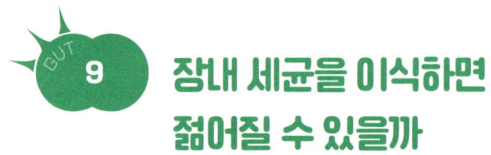

## 장내 세균을 이식하면 젊어질 수 있을까

　　　　　　장내 세균총이 정말 노화에 영향을 미칠까? 노화로 인한 신체 쇠약이 결과적으로 장내 미생물 변화를 유발하는 것은 아닐까? 이 점을 규명하기 위해 늙은 쥐에게 젊은 쥐의 장내 세균을 이식하고 신체 기능에 어떤 영향이 있는지 살펴보았다. 실험 결과 젊은 쥐의 장내 세균을 이식받은 늙은 쥐에게서 근섬유가 굵어지고 악력과 피부 수분량이 증가하는 현상이 관찰되었다.[4] 근육이 약화하고 피부가 건조해진 늙은 쥐가 젊은 쥐의 장내 세균을 통해 신체 기능이 회복된 것이다.

　이 충격적인 실험 결과는 장내 세균총에 따라 젊음을 유지하거나 노화가 촉진될 가능성이 높다는 점을 보여준다. 이런 소식을 접하면, 몇몇 사람은 젊은이의 장내 세균을 이식받으면 자신도 젊어질 수 있지 않을까 하고 기대할지도 모른다. 심지어 특정 운동선수나 유명인의 장내 세균을 이식받고 싶다는 망상에 가까운 생각을 할 수도 있다.

그러나 분변 이식은 타인의 장내 세균을 그대로 이식하는 방식으로, 유익균뿐 아니라 질병을 유발할 수 있는 유해균까지 함께 전달될 위험이 있으므로 신중하게 접근해야 한다. 이런 한계 때문에 최근 '장내 세균 대사물'이 주목받고 있다. 2장에서 언급했듯이, 장내 세균이 생성하는 대사물질이 장내 환경과 숙주인 인간의 노화 속도를 연결하는 요소일 수 있다는 가설이 제기되고 있다.

장내 세균이 생성하는 대사물질은 다양한 역할을 한다. 다른 장내 세균이나 장관 상피세포의 영양원이 되거나, 장관에서 흡수되어 숙주의 대사, 호르몬 분비, 면역 등에 영향을 미친다. 그런 다양한 대사물질 가운데 노화 속도를 늦추는 작용이 기대되는 물질은 아세트산, 부티르산, 프로피온산 등의 단쇄지방산과 폴리아민일 것이다.

단쇄지방산은 지질 대사를 개선하고 과도한 염증을 억제하는 작용을 하고, 폴리아민은 혈관을 유연하게 만드는 효과가 있다고 알려져 있다. 폴리아민은 여러 물질을 총칭하는데, 그중에서도 스페르미딘Spermidine은 노화된 면역 세포의 기능을 회복시키고 암세포에 대한 공격성을 높인다는 연구 결과도 있다.[5]

## 젊은 쥐의 대변 이식으로 근섬유와 피부가 젊어진 늙은 쥐

젊은 쥐의 대변을 늙은 쥐에게 투여하자 근섬유가 굵어지고 피부가 젊어졌다!

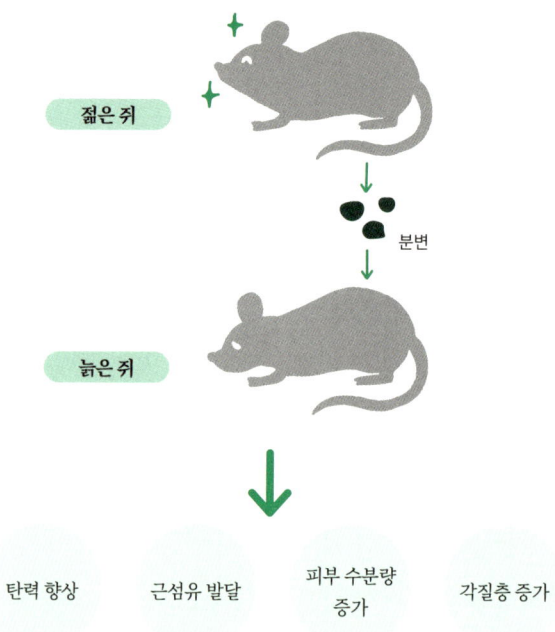

생후 5주 된 젊은 쥐의 분변에서 장내 세균을 추출해 생후 12개월령 늙은 쥐와 25개월령 초고령 쥐에게 주 2회, 8주간 경구 투여하고 신체적 변화를 관찰했다. 그 결과 12개월령 늙은 쥐는 근섬유 두께와 악력이 향상되고 피부 각질 세포 수와 피부 수분량이 늘어나며 피부 표지자가 개선되었다. 25개월령 초고령 쥐도 근섬유 두께와 뇌 크기가 커졌다. 이런 결과는 장내 세균 이식을 통해 조직이 젊어진 것으로 해석된다.

질병 위험을 높이는 장내 세균의 대사물질이 밝혀진다면, 이를 제거함으로써 수명을 연장할 수도 있을 것이다. 장내 세균 대사물질과 노화의 관계가 더욱 명확하게 밝혀지면 장내 세균총 자체를 변화시키지 않고서도 노화를 제어할 새로운 방법을 개발할 수 있다.

## 수명을 연장하는 단 하나의 장내 세균

건강하게 장수할 수 있는 장내 세균총을 유지하기 위해 우리가 할 수 있는 일은 무엇일까? 장내 세균총을 건강하게 유지하려면 충분한 수면과 적절한 운동도 필요하지만, 무엇보다 식사가 중요하다. 이와 관련해서는 9장에서 자세히 다루지만, 동물성 지방·설탕·염분은 지나치게 섭취하는 것을 피하고 식이섬유는 충분히 섭취하는 것이 권장된다. 문제는 이런 식습관을 꾸준히 실천하기란 말처럼 쉽지 않다는 점이다. 그렇다면 유익한 장내 세균만 선별하여 이식할 수는 없을까? 실제로 이런 가능성을 모색하는 연구도 진행되고 있다.

최근 서구에서는 생활습관병 대책과 장수 연구에서 '아커만시아균'에 주목하고 있다. 3장에서 소개했듯이, 아커만시

## 노화에 관여하는 것은 세균 자체인가, 대사물질인가

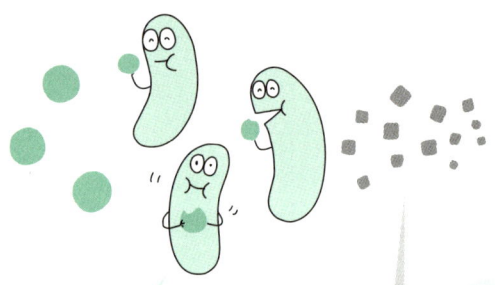

**세균**

특정 균이 장내에서 증가하면 그 대사물질을 이용하는 다른 균이 증가하고, 그 영향으로 또 다른 균이 증가하는 등 연쇄적으로 영향을 미친다. 균체를 구성하는 단백질 등의 성분이 면역 반응을 유도하기도 한다.

**대사물질**

장내 세균이 생성하는 대사물질은 숙주 건강에 양면적 영향을 미친다. 단쇄지방산, 젖산, 폴리아민, 비타민 등은 긍정적 효과를 일으키는 반면, 일부 대사물질은 만성질환과 연관성이 제기된다. 현재 이런 대사물질을 적절히 조절해 노화 과정을 제어할 가능성에 주목한 연구가 활발히 진행 중이다.

아균은 비만하거나 혈당이 높은 사람의 장에는 적은 반면, 건강하고 장수하는 사람의 장에는 많은 것으로 알려져 있다.[6] 2019년, 유럽의 한 바이오벤처 기업에서 아커만시아균이 수명 연장에 긍정적인 영향을 미친다는 동물 실험 결과를 《네이처 메디슨*Nature Medicine*》에 발표하면서 학계의 이목이 집중되었다.[7]

이 실험에서 연구팀은 먼저 유전적으로 수명이 짧은 조기 노화 쥐에게 정상 쥐의 장내 세균을 분변 이식했다. 그 결과 조기 노화 쥐의 수명이 연장되고 노화로 인해 나타나는 체온 저하, 저혈당, 혈관 섬유화 등의 증상이 완화되었다. 이는 장내 세균 환경을 바꿈으로써 유전적으로 정해진 수명마저 연장할 수 있음을 의미한다.

이 자체로도 의미 있는 발견이지만, 연구팀은 다음 단계로 조기 노화 쥐에게 아커만시아균을 경구 투여했다. 이 세균은 조기 노화 쥐에게 적게 존재하고 서구의 장수자들에게 많이 발견된다는 특징이 있다. 실험 결과 놀랍게도 이 세균을 섭취한 쥐들은 장 점막이 젊어지고 근육량이 증가하며 수명도 연장되었다.

일반적으로 장수와 관련된 개입 연구*는 명확한 결과를 도출하기 어려운데, 동물 실험에서 효과가 입증되었다는 점은 학계의 주목을 받기에 충분했다. 연구팀은 그 원리를 밝혀내기 위해 추가 연구를 진행하여 아커만시아균이 가진 담즙산 대사 기능이 핵심 요소임을 발견했다. 실제로 조기 노화 쥐의 대장에서는 다양한 담즙산 농도가 저하되어 있었는데, 아커만시아균을 투여하자 정상 수준으로 회복되는 현상이 확인되었다.

## 비만 관리 효과가 확인된 아커만시아균

아커만시아균이 이렇게 주목을 받는 이유는 경구 섭취한 인체 실험에서 효과가 확인되었기 때문이다. 유럽식품안전청으로부터 안전성을 인정받고 현재 '비만 관리에 도움이 되는 균'으로 표기되어 건강기능식품으로 판매되고 있다.

연구자들이 이 세균에 주목하게 된 계기는 폴리페놀에 대한 연구에서 비롯되었다. 폴리페놀은 체내 흡수율이 매우 낮지만, 다양한 건강 효과가 있다고 알려져 있다. 그 이유를 밝

---

- 피실험자를 인위적으로 특정 환경을 설정한 '실험군'과 아무런 변화를 주지 않는 '대조군'으로 나눠 실험하고 그 결과를 비교하는 연구 방법을 의미한다.

## 아커만시아균 건강기능식품을 복용한 후 몸의 변화

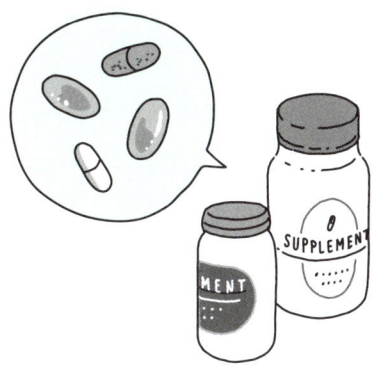

인슐린 감수성 ↑

총콜레스테롤 ↓

체중 ↓

비만인 성인 40명을 대상으로 저온 살균된 아커만시아균을 3개월간 매일 경구 섭취하게 한 결과, 여러 긍정적인 효과가 관찰되었다. 참가자들은 인슐린 감수성과 총콜레스테롤 수치가 개선되었고, 체중과 지방량이 감소했다. 병세의 진단이나 경과 관찰의 지표가 되는 물질인 간 기능 표지자와 염증 표지자의 개선도 확인되었다.

히기 위해 장내 세균의 변화를 관찰하던 중, 폴리페놀을 섭취한 후 아커만시아균이 증가한 사실이 발견되었다. 그동안 폴리페놀 자체의 효과로 여겨졌던 것이 실제로는 아커만시아균의 증가에 따른 결과일 수 있다는 새로운 관점이 제기되었다.

아커만시아균은 서구인의 장내에서는 쉽게 발견되지만 일본인의 상재균으로는 거의 찾아볼 수 없다. 일본인에게 무작정 이 세균을 보충하는 전략이 최적이 아닐 수 있음에도, 최근 저온 살균 처리된 아커만시아균 건강기능식품이 출시된다는 이야기가 나오고 있다. 실제 죽은 균(사균) 상태로 섭취했을 때도 인슐린 감수성 개선과 체중 감소, 간 기능 개선 등 긍정적인 효과가 인체 실험을 통해 입증되었다.[8] 이런 효과는 균의 생존 여부와 무관하게, 균을 구성하는 단백질이나 세포벽 성분 등이 직접적으로 인체에 영향을 미친 결과로 보인다.

이처럼 죽은 균이나 장내 세균이 생성한 유익한 대사물질을 섭취해 건강 효과를 얻는 접근법을 '포스트바이오틱스Postbiotics'라고 한다. 이는 살아있는 균을 직접 섭취하는 '프로바이오틱스', 균의 먹이가 되는 식이섬유 등을 섭취하는 '프리바이오틱스Prebiotics'와 함께 현재 의료 및 건강 분야에서 매우 주목받고 있는 개념이다.

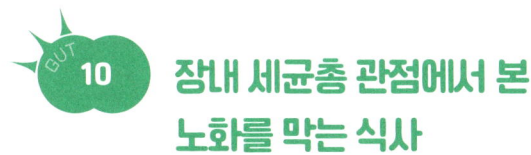
# 장내 세균총 관점에서 본 노화를 막는 식사

앞서 설명했듯이, 서구에서 화제가 되는 아커만시아균은 현대 일본인의 장내에서는 거의 발견되지 않는다. 원래 있었는데 식생활 등의 변화로 사라진 것인지, 아니면 애초부터 없었던 것인지는 알 수 없다.

## 오키나와 사람들의 장내 세균 구성

하지만 오키나와현 북부의 오기미촌에서 진행된 조사에 따르면, 오키나와 사람들의 장내에서 아커만시아균이 확인되었다. 최근 오키나와 지역에서는 비만·대사증후군·생활습관병에 걸린 사람이 증가하고 있지만, 원래 이 지역은 장수 인구가 많은 것으로 잘 알려져 있다. 특히 오기미촌은 지금도 세

## 세계 6대 장수촌 블루존

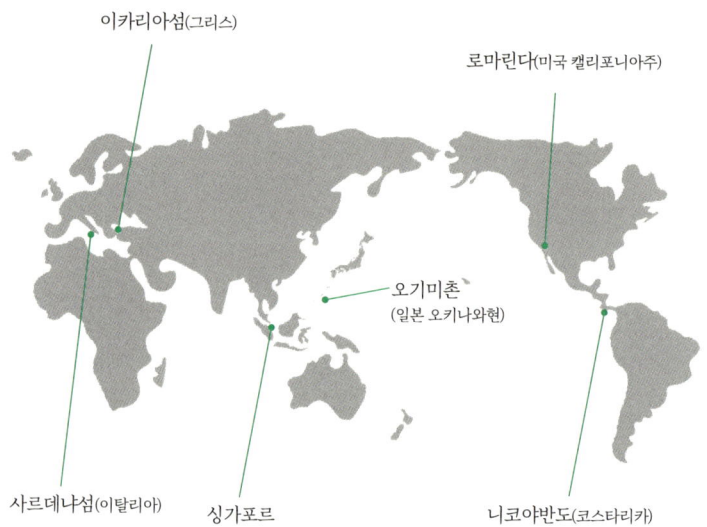

벨기에의 인구통계학자 미셸 풀랭이 조사한 이탈리아 사르데냐섬에 미국의 모험가 댄 뷰트너(Dan Buettner)가 4개 지역을 더해 평균 수명이 긴 지역을 '블루존'으로 명명했다. 풀랭이 지도에 파란색 잉크로 표시한 것에서 착안하여 '블루존'이라 명명한 것으로 알려졌다. 최근 싱가포르가 추가되어 전 세계적으로 6개 지역이 존재한다.

계 6대 장수촌, 이른바 '블루존Blue Zone' 중 하나로 꼽히며 화제가 되고 있다.

그뿐 아니라 오키나와 사람들의 장내 세균 구성은 독특한 특징을 보인다. 이 지역 사람들의 위에 서식하는 헬리코박터균은 일본 본토인의 그것과는 유전적으로 다른 종류인 것으로 나타났다.

일본인 위암 환자의 99%가 헬리코박터균과 연관이 있다고 알려져 있다. 헬리코박터균에도 여러 종류가 있는데, 그중 세포 독성 단백질 CagA(캐그에이)를 생성하는 균주의 경우 위암 발병 위험이 최대 10배까지 증가한다는 연구 결과가 있다. CagA는 헬리코박터균에서만 발견되는 특수한 단백질로, 위 점막 표면에 존재하는 헬리코박터균이 이를 점막 상피세포에 주입하면 염증이 유발되거나 세포가 암세포로 변형될 가능성이 커진다.

흥미롭게도 일본 본토인에게서 발견되는 헬리코박터균은 대부분 CagA 단백질을 생성하는 고위험 균주인 반면, 오키나와 사람들의 위에서 검출되는 균주는 CagA를 생성하지 않는 서구형 저독성 균주가 주를 이룬다. 이런 균주 특성의 차이는 오키나와 사람들의 상대적으로 낮은 위암 발병률을 설명하는 주요 요인 중 하나일 수 있다.

장내 세균은 출산 과정에서 엄마가 아이에게 전한다는 특성을 고려하면, 오키나와 사람들의 장내 세균 구성 자체가 서구형에 가깝게 형성되어 있을 가능성도 있다. 특히 헬리코박터균의 유형이 서구형이고 아커만시아균도 함께 보유하고 있다는 점은 이런 가능성을 뒷받침한다.

## 장수 식단으로 주목받는 지중해식 식사

장수로 이어지는 장내 세균총을 형성하려면 무엇을 어떻게 먹어야 할까? 장내 세균과 식사에 관한 연구는 일본보다 서구에서 더 활발히 진행되고 있는데, 그중 지중해식 식단이 장내 환경 개선과 건강한 장수에 가장 효과적인 모델로 주목받고 있다.

지중해식 식단은 토마토, 올리브오일, 해산물 등을 많이 섭취하는 지중해 연안 지역의 전통적인 식사를 의미한다. 유럽 연구진에 의해 비만·당뇨·고혈압 등 생활습관병의 예방과 개선뿐 아니라 심근경색·뇌졸중 같은 심혈관 질환 예방에도 효과적이라는 사실이 밝혀졌다. 이미 개입 연구를 통해 지중해식 식단의 노화로 인한 신체적·정신적 쇠퇴를 의미하는

'노쇠' 예방 효과가 입증되었으며, 그 기전에 염증 억제와 장내 세균총의 변화가 관련되어 있다는 점도 밝혀졌다.[9]

이 연구에서는 유럽 5개국 65세에서 79세 사이 고령자 612명을 대상으로 12개월간 식단 개입 실험을 진행했다. 실험 참여자의 절반은 지중해식 식단을 섭취하고, 나머지 절반은 기존 식습관을 유지했다. 연구팀이 이들의 장내 세균총 변화와 노쇠 지표를 비교한 결과, 지중해식 식단과 특정 장내 세균총 변화 간의 연관성이 확인되었다.

지중해식 식단은 노쇠 및 인지 기능 개선과 긍정적인 상관관계를, 염증이나 조직 손상 시 증가하는 단백질과 생리활성 물질 인터루킨-17 IL-17 등의 염증 마커와 부정적인 상관관계를 보였다. 장내에서 단쇄지방산을 생성하는 유익균의 증가에도 기여했다.

대장암 발병률이 높은 미국에서는 암 예방을 위한 식단의 관점에서 장내 세균과 그 대사물에 관한 연구가 진행되었다. 그 결과 폴리페놀이나 생선 기름 같은 항산화 성분을 풍부하게 함유하는 등 항염 효과가 있는 식품이 대장암 예방에 도움이 된다는 결론에 이르렀다. 그런 식품들은 음식이 염증에 미치는 영향을 측정하는 지표인 식이성염증지수 DII, Dietary Inflammatory Index가 낮은 특징을 보인다.

## 장내 세균에 좋다고 알려진 지중해식 식단

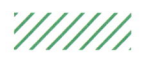
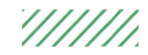

**적다**

지중해식 식단은 이탈리아, 그리스, 스페인, 모로코 등 지중해 연안 지역에서 일반적으로 섭취하는 식사 방식이다. 채소·과일·콩류·곡류를 균형 있게 섭취하고 올리브오일을 자주 사용하며 와인을 즐기고 육류 섭취 빈도가 낮다. 동맥경화·심혈관 질환·인지 기능 저하 증상 발생률이 낮고, 수명 연장과도 연관성이 있다고 알려져 있다.

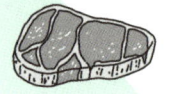
육류

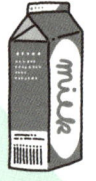
닭고기, 달걀, 유제품

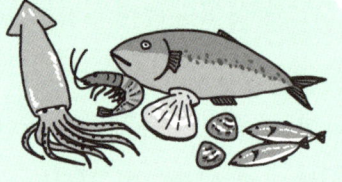
어패류

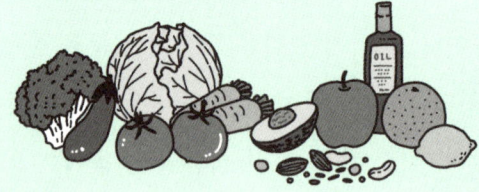
채소, 과일, 콩, 곡류, 올리브오일

**많다**

항산화 성분은 장내 활성산소를 제거해 장내 세균 균형을 개선하고 세균 자체를 건강하게 만들어준다. 예를 들어 녹차에 함유된 카테킨이나 블루베리에 함유된 안토시아닌 같은 폴리페놀을 섭취하면, 장내 유익균인 아커만시아균이 증가한다는 연구 결과도 있다.

다만 미국식 식단을 기준으로 진행된 일부 연구에서는 피자, 맥주 등 의문스러운 음식도 항염 식품에 포함되어 있으므로 실제 효과에 대해서는 추가적인 검증과 보완이 필요하다.

## 좋은 성분을 흡수하는 것도 장내 세균에 달려

우리는 폴리페놀을 섭취할 때 단순히 장내 세균의 변화를 기대하는 데 그치지 않고 그것이 숙주인 우리 몸에 유익하게 작용하기를 바란다. 하지만 실제로 폴리페놀을 제대로 흡수하는 것도 장내 세균에 달려 있다.

폴리페놀은 일반적으로 여러 개의 분자가 결합된 큰 덩어리(중합체) 형태로 존재하기 때문에 그대로는 체내에 거의 흡수되지 않는다. 이때 장내 세균이 중요한 역할을 한다. 일부 장내 세균이 폴리페놀의 복잡한 분자 결합을 분해하거나 대

# 폴리페놀 흡수에도 장내 세균이 관여

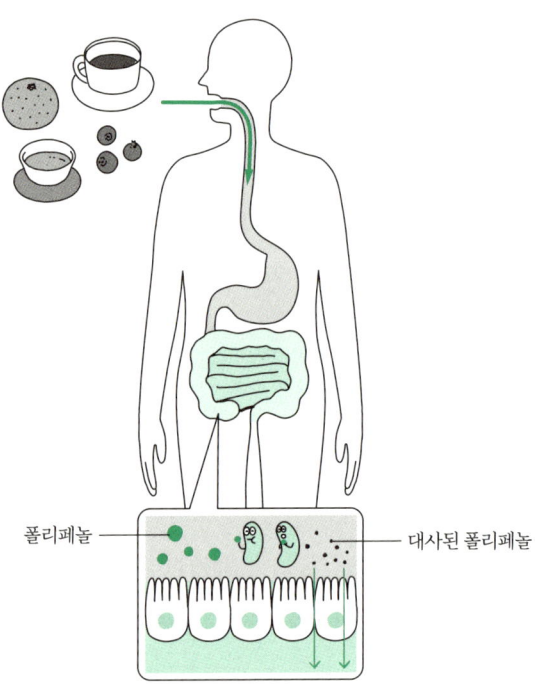

폴리페놀 — 대사된 폴리페놀

소장에서 흡수되는 폴리페놀은 극히 일부에 불과하며, 대부분 대장으로 이동해 장내 세균에 의해 대사된다. 이 과정을 거쳐 폴리페놀은 더 쉽게 흡수될 수 있는 형태로 변환된다. 특히 에쿠올과 같은 일부 폴리페놀은 장내 세균에 의해 체내에서 이용 가능한 활성형으로 변환된다. 흡수되지 않은 폴리페놀도 장관 내에서 다양한 생리 작용을 한다고 알려져 있다.

사해 우리 몸이 더 쉽게 흡수하고 활용할 수 있는 형태로 바꿔준다. 결국 같은 음식을 섭취해도 개인의 장내 세균에 따라 그 효과가 달라질 수 있다.

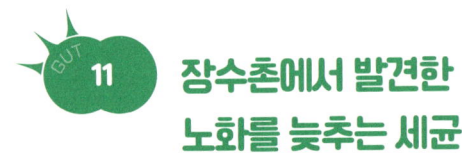
## 11　장수촌에서 발견한
## 　　노화를 늦추는 세균

　　　　　장내 세균의 균형에 식생활이 큰 영향을 미친다면, 서구의 연구에서 밝혀진 장내 세균총의 노화 패턴은 일본인에게 적용되지 않는 걸까?

//// 혈관도 근육도 젊은 교탄고 사람들

　앞서 말했듯이, 나는 2017년부터 교토부립대학에서 일본의 대표적 장수 지역인 교탄고 지역 주민들을 대상으로 장수 코호트 연구를 진행하고 있다. 교탄고 지역은 전국 평균의 3배가 넘는 100세 이상 장수자가 살고 있는 일본을 대표하는 장수촌이다.
　이 지역 주민들의 장내 세균을 다른 지역(연구에서는 교토시)

주민들과 비교한 결과, 예상대로 수명 단축과 연관된 프로테오박테리아문의 비율이 상대적으로 낮았다. 65세 이상 고령자를 대상으로 한 장내 세균총 분석에서는 실제 나이보다 젊어 보이는 사람들에게서 공통적으로 세 가지 균이 발견되었다. 로제부리아*Roseburia*속, 블라우티아속, 아나이로스티프스*Anaerostipes*속으로 모두 퍼미큐테스문 라크노스피라*Lachnospira*과에 속하는 균이다.

   로제부리아속 균은 채소, 과일, 지질이 풍부한 생선, 견과류, 식이섬유가 풍부한 곡류를 자주 먹는 사람들의 장에서 더 많이 발견되었다.[10] 블라우티아속은 일본인 중 비만하지 않은 사람들에게 많이 발견되는 균으로, 보리나 현미를 먹으면 증가하는 경향이 있다. 특히 블라우티아 웩슬레라레는 동물 실험에서 비만과 당뇨 억제 효과가 확인되었다.[11]

   여기서 주목할 점은 이 세 가지 균이 모두 부티르산 생성균이라는 사실이다. 최근 몇 년 동안 장내 세균이 생성하는 부티르산을 비롯한 단쇄지방산이 우리의 건강 유지에 중요한 역할을 한다는 점이 부각되고 있는데, 이번 조사 결과는 이를 뒷받침한다고 볼 수 있다.

   흥미롭게도 교탄고 지역 주민들에게서는 아커만시아균이 거의 검출되지 않았으며, 이런 현상은 오키나와를 제외한 일본 대부분 지역에서도 공통으로 관찰되었다. 그런데도 일본인의 평균 수명이 세계 최상위권을 유지하는 것은 아커만시아균 외에도 다양한 부티르산 생성균과 전통 식단이 장수에 기여하고 있음을 시사한다.

실제로 교탄고 지역 고령자들은 단순히 오래 사는 것을 넘어 건강 상태도 우수하다. 전국적으로 독감이 유행했을 때도 이 지역 고령자들은 감염률이 매우 낮았다. 노화로 골격근량과 근력이 줄어드는 근감소증 환자 비율은 10% 미만이고, 대장암 발병률은 교토시의 절반 이하에 불과하다. 혈관 건강과 근육량을 유지하여 치매 환자나 허약한 사람도 적다.

교탄고시 거주자 51명, 교토시 거주자 50명을 대상으로 한 식습관 조사에서 교탄고시 거주자들이 교토시 거주자들보다 채소·과일·콩류·감자·뿌리채소·통곡물·해조류 등을 더 자주 섭취하는 것으로 나타났다. 이 같은 조사 결과를 통해 교탄고 지역 주민들이 식이섬유를 충분히 섭취하고 있다는 점을 알 수 있었다. 특히 뿌리채소류에서 식이섬유를 섭취하고 있었으며, 바닷가에 인접한 지역 특성상 생선을 자주 먹고 육류는 비교적 적게 섭취하는 편이었다. 이는 이른바 전통적인 일본 식단으로, 지중해식 식단과도 유사한 면이 많았다.

교탄고시 거주자와 교토시 거주자 각각 51명의 장내 세균

## 장수 지역에서는 뿌리채소와 통곡물을 풍부하게 섭취

교탄고시 거주자 51명, 교토시 거주자 50명을 대상으로 한 식습관 조사에서 식이섬유가 풍부한 식재료와 요구르트 등의 섭취 빈도를 질문한 결과, 교탄고시가 식이섬유를 함유한 식재료를 매일 먹는 사람 비율이 높았다.

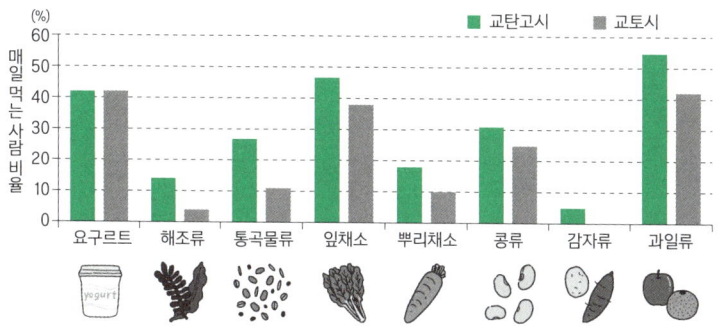

## 교탄고 사람들은 주로 뿌리채소에서 식이섬유를 섭취

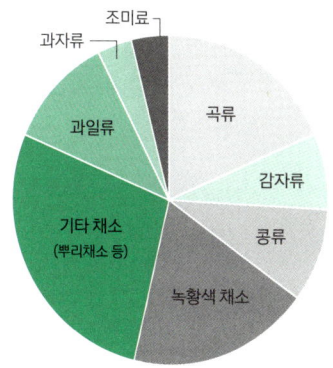

장수자가 많은 교탄고 지역 주민들의 식습관을 조사해 식이섬유 섭취량을 추정한 결과, 녹황색 채소 외에 담색 채소를 즐겨 먹는 것으로 나타났다. 담색 채소는 대부분 뿌리채소류에 해당한다.

## 교탄고 사람들의 장에 풍부한 부티르산 생성균

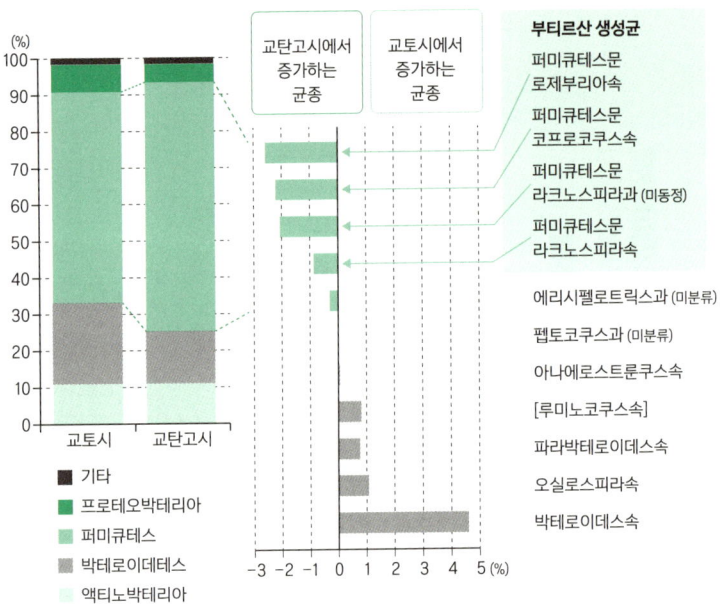

'교탄고 지역 장수 코호트 연구' 참여자 중 교탄고시와 교토시 거주자 각 51명의 장내 세균을 조사했다. 그 결과 교탄고시 거주자들은 교토시 거주자들에 비해 부티르산 생성균은 훨씬 더 많았고 프로테오박테리아문은 적었다.

을 비교한 결과, 교탄고시 거주자들은 교토시 거주자들에 비해 장내에 부티르산 생성균은 훨씬 더 많았고, 수명을 단축할 수 있는 프로테오박테리아문에 속한 균은 적었다. 부티르산 생성균은 여러 종류의 균으로 구성되어 있으며, 이들이 생성하는 부티르산은 장내에서 중요한 기능을 수행한다. 예를 들어 부티르산은 과도한 면역 반응을 억제하는 조절 T세포를 활성화하고, 장 안쪽에 존재하는 장관 상피세포의 에너지원이 되어 점액질의 뮤신 분비를 촉진함으로써 이물질의 침입을 막고, 장의 연동운동을 정상적으로 유지하는 데 도움을 준다.

## ///// 일본인 건강의 뿌리는 누룩균의 발효

현재 우리 연구팀은 일본인을 위해 장수로 이어지는 식사 유형을 규명하기 위해 다양한 연구를 하고 있다. 앞서 소개한 조사에서 알 수 있었던 것처럼 식이섬유의 섭취는 매우 중요하다. 여기에 더해 일본인의 장에 특히 많이 존재하는 블라우티아 코코이데스$_{Blautia\ coccoides}$균과 비피두스균이 장수와 깊은 연관이 있을 가능성도 제기되고 있다. 이런 일본인의 장내에 풍부한 유익균 증식에 '누룩'이 중요한 역할을 할 수 있다. 누룩에는 글루코실세라마이드Glucosylceramide라는 성분이 함유되어 있다. 이는 세라마이드라는 지질에 포도당이 결합된 구조로, 블라우티아 코코이데스균의 영양원으로 작용한다.

누룩균을 이용해 식품을 발효시키는 것은 일본의 전통 식문화다. 간장과 된장 등은 오늘날에도 널리 소비되는 대표적인 누룩 발효 식품으로, 이들 식품이 장내 환경에 긍정적인 영향을 미칠 가능성이 있다.

블라우티아속 균은 비피두스균과 마찬가지로 아세트산을 대사산물로 생성한다. 아세트산은 유해균 증식을 억제하고 손상된 장 상피를 회복시키는 작용을 한다. 대장에 아세트산이 서식하면, 세균이나 바이러스에 달라붙어 점막을 통해 침입하는 것을 막는 면역글로불린 A 항체 생산량이 증가하는 것으로 확인되었다. 장내 세균을 조절하는 열쇠가 면역글로불린 A 항체라는 가설이 점점 더 설득력을 얻고 있다.

이런 맥락에서 볼 때, 각 지역의 식문화에 맞게 형성된 장내 세균이 그 지역 사람들의 건강과 장수를 뒷받침하는 것은 아닐까. 일본인의 장에는 일본인의 식생활에 맞는 균들이, 서양인의 장에는 서구 식생활에 특화된 균들이 서식하여 각자의 방식으로 건강과 장수에 기여하는 것이다.

# 5장

## 당신의 장 나이는 몇 살인가

### 장유형과 장 나이

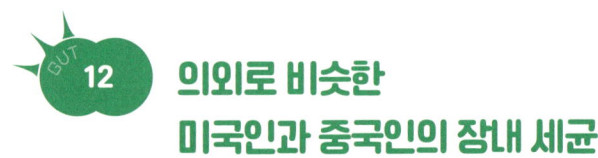
## 의외로 비슷한 미국인과 중국인의 장내 세균

장내 세균총은 사람마다 다르며, 완전히 동일한 장내 세균총을 가진 사람은 존재하지 않는다. 흔히 장내 세균을 '엄마가 아이에게 주는 첫 선물'이라 하지만, 엄마에게서 물려받은 장내 세균은 어디까지나 출발점일 뿐이다. 이후의 생활 환경과 식습관 등에 따라 점차 개인의 고유한 장내 세균총의 균형이 형성된다. 개인차가 있지만, 크게 분류하면 국가별 특징이 드러난다. 특히 일본인의 장내 세균총은 세계적으로 독특한 특성을 지닌 것으로 알려져 있다.

### //// 12개국 사람들의 장내 세균총 특성

핫토리 마사히라 박사는 2016년, 와세다대학에서 일본을 비롯해 유럽, 미국, 중국 등 12개국 861명의 장내 세균 유전체 분석 결과를 발표했다.[1] 이 연구에 따르면, 국가별로 개인 장내 세균총의 유사성을 비교한 결과, 비피두스균·블라우티아속·박테로이데스속·프레보텔라_Prevotella_속의 비율에 따라 크게 세 그룹으로 나뉘었다. 첫 번째 그룹은 일본·오스트리아·프랑스·스웨덴, 두 번째는 미국·중국·덴마크·스페인·러시아, 그리고 세 번째는 말라위·베네수엘라·페루였다.

주목할 점은, 다른 국가 사람들과는 달리 일본인의 장내에는 비피두스균과 블라우티아속 균이 많다는 것이다. 더욱 흥미로운 점은, 지리적으로 서로 멀리 떨어져 있는 중국인과 미국인의 장내 세균총이 유사하다는 것이다. 중국은 일본과 지리적으로 가까운 나라이며 같은 아시아 문화권으로 식습관도 유사할 것으로 예상되었지만, 장내 세균 구성에서는 오히려 거리가 있었다.

반면 남미의 베네수엘라와 페루, 아프리카의 말라위는 지리적으로 서로 멀리 떨어져 있음에도 불구하고 장내 세균총이 유사했다. 이들 국가는 전통적으로 곡류를 주식으로 하는 식생활을 해왔다는 공통점이 있다. 이런 결과는 장내 세균총의 형성이 단순히 지리적 거리·인종·식습관 중 한 가지 요인으로 설명되기 어렵고, 여러 환경 요인이 복합적으로 작용하고 있음을 시사한다.

더 전문적인 관점에서 살펴보면, 일본인의 장내 세균총은 다른 국가 사람들의 그것에 비해 탄수화물과 아미노산을 대사하는 능력이 뛰어나고, 세포막을 통한 물질 이동도 활발하다. 반면 편모 운동* 등의 세포 운동성과 DNA 손상과 관련된 복제 및 복원 기능은 상대적으로 떨어진다. 탄수화물 흡수 및 대사 능력이 뛰어나다는 것은 장내에서 아세트산·부티르산 같은 단쇄지방산이나 이산화탄소·수소 같은 대사산물이 많이 생성된다는 의미다.

연구팀은 이런 특징이 건강한 장내 환경을 나타내는 지표일 수 있다고 해석했다. 예를 들어 세포 운동성이 낮은 것은 장내 염증 반응이 적다는 신호이고, DNA 복제 및 복원 기능이 떨어진다는 것은 그만큼 DNA 손상이 적고 안정적인 환경이라는 의미이기 때문이다. 이런 결과를 종합하면, 일본인의 장내 환경이 나머지 11개국 사람들의 그것에 비해 상대적으로 건강한 상태라고 추정할 수 있다.

---

• 세포의 일부가 분화해 긴 채찍 모양의 털처럼 형성된 운동 기관으로, 세균의 이동에 관여하는 편모 구조물의 움직임을 의미한다.

## 미국, 일본, 유럽 등 12개국 사람들의 장내 세균의 유사성

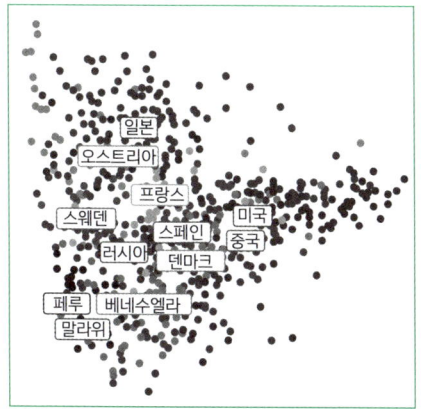

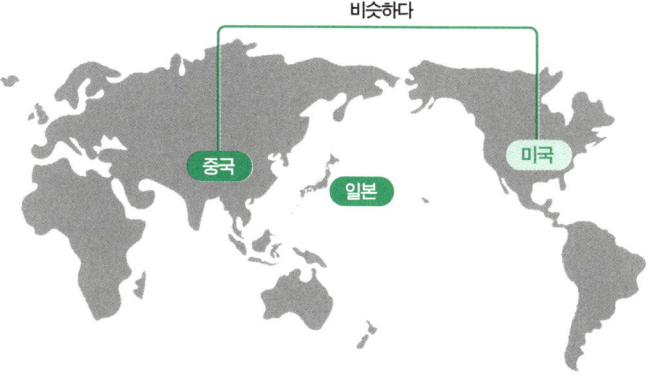

일본, 미국, 프랑스, 중국 등 12개국 861명의 장내 세균총의 균종 구성을 조사한 결과, 일본인의 장내 세균 구성은 오스트리아인과 비교적 유사했지만, 미국이나 중국 등 다른 국가 사람들과는 크게 달랐다.

## ///// 일본인은 많고 서구인은 적은 비피두스균

　일본인의 장내 세균총은 탄수화물과 아미노산을 대사하는 균이 풍부하다는 특징이 있다. 대표적으로 비피두스균을 들 수 있다. 비피두스균은 흔히 '장에 좋은 균'으로 잘 알려졌지만, 서구인의 장에서는 거의 발견되지 않는다. 일본인에게는 매우 익숙한 균이기 때문에 이런 차이가 의외로 느껴질 수 있다. 그렇다고 해서 서구인의 장내 환경이 나쁘다는 의미는 아니다. 그들의 장내에도 비피두스균과 유사한 역할을 하는 다른 유익균들이 존재한다.

　이 '비피두스균이 많다'는 점은 일본인의 장내 세균총을 대표하는 특징 중 하나로 꼽힌다. 그 외에도 김이나 미역 등에 함유된 다당류를 분해하는 효소를 가진 균, 장내 수소를 활용해 아세트산을 생성하는 균 등 다른 나라 사람들에게서는 찾아보기 어려운 균도 발견된다.

　이 같은 장내 세균총 구성은 단순히 식생활뿐 아니라 유전적 요인도 깊이 작용한다. 예를 들어 일본인 중에는 유전적으로 우유 등에 함유된 유당(락토스)을 분해하는 효소가 부족한 유당 불내증이 많다. 이 경우 소장에서 분해되지 못한 유당이 대장에 도달하여 비피두스균 같은 유익균이 이를 '먹이'로 삼

## 12개국 사람들의 장내 세균총 구성의 특성

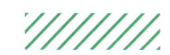

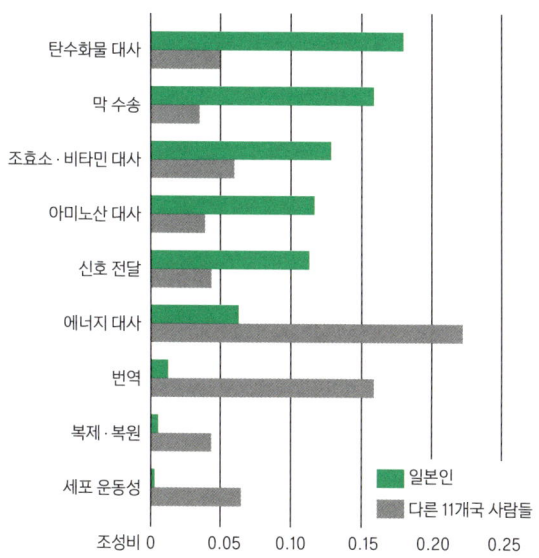

집단 수준에서 인간 장내 세균총의 다양성 및 일본인의 장내 세균의 특징을 세계 최초로 밝힌 핫토리 박사 등의 연구. 기능적 측면에서 볼 때 일본인의 장내 세균총은 비피두스균이 많고, 탄수화물과 아미노산 대사 기능이 뛰어난 반면, 세포의 운동성이나 복제·복원 기능이 적다는 점이 밝혀졌다.

아 증식하게 된다.

  우유를 마시면 배가 꼬르륵거리거나 설사를 하는 사람들이 있다. 이는 유당이 장내 세균에 의해 소비되면서 생성된 가스가 장을 자극하거나, 삼투압을 통해 장 내부로 물을 끌어들이기 때문이다. 일본인의 장은 유전적으로 비피두스균이 영양분을 쉽게 흡수하여 증식하기 유리한 조건을 갖추고 있다.

  그렇다면 유전적으로 가까운 일본인과 중국인의 장내 세균은 왜 그처럼 차이가 나고, 지리적으로 멀리 떨어져 있는 중국인과 미국인의 장내 세균은 유사할까? 그 이유는 아직 명확히 밝혀지지 않았지만, 식습관이나 생활 환경에 공통점이 있을 것으로 추정된다. 예를 들어 미국과 중국에서는 상대적으로 지방 함량이 높은 음식을 자주 섭취한다는 공통점이 있다. 항생제를 비롯한 항균제 사용 빈도가 장내 세균총의 유사성과 연관이 있다는 가설도 제기되었다. 항생제는 병원에서 처방되는 약물뿐 아니라 식재료 사육 및 재배 과정에서 사용되는 것도 영향을 미칠 수 있다는 의견이지만, 아직은 근거가 부족하다.

  한편 일본인의 장내 세균총에 비피두스균이 풍부한 것은 전통적인 누룩균 발효 식품을 일상적으로 섭취해 온 영향이 클 수 있다. 일본 가정에서 흔히 사용하는 된장, 간장, 미림, 요네즈(쌀 식초), 아마자케(감주), 정종, 전통주 등은 모두 누룩균으로 만든 발효 식품이다. 이런 식품에는 발효 과정에서 비피두스균의 성장을 촉진하는 물질이 포함되어 있을 것으로 추측된다. 실제로 일본 연구자들은 누룩균 대사산물에 대한 연구를 진행 중이다.

## 장내 세균의 균형을 파괴하는 것들

일본인의 장내 세균총의 균형을 교란하는 요인을 조사하는 연구도 활발히 진행 중이다. 약물이 장내 세균총에 영향을 준다는 사실은 이미 여러 연구를 통해 알려졌지만, 2022년 7월 도쿄대학 연구팀에서 새로운 사실을 밝혀냈다.

이번 연구는 일본인의 장내 세균과 '4D', 즉 질병Disease · 약물Drug · 식사Diet · 일상생활Daily life의 관계를 조사하기 위해 2015년 시작된 프로젝트의 일환으로 진행되었다. 병원을 방문한 4천200여 명의 환자 대변을 채취해 유전체 분석을 거쳐 생활 습관과 약물의 영향을 조사했다. 이 과정에서 무려 759종의 약물을 분석한 점을 주목할 필요가 있다.[2]

병원균을 줄이는 작용을 하는 항생제가 장내 세균총에 큰

# 약물이 식습관, 질병, 흡연보다 장내 세균에 더 큰 영향

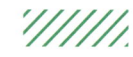

일본인 4천200여 명을 대상으로 장내 세균총에 영향을 미치는 내외부 요인의 상관성을 조사했다. 그 결과 약물 사용이 식습관, 생활 습관, 질병보다 장내 세균총에 더 큰 영향을 미치는 것으로 나타났다.

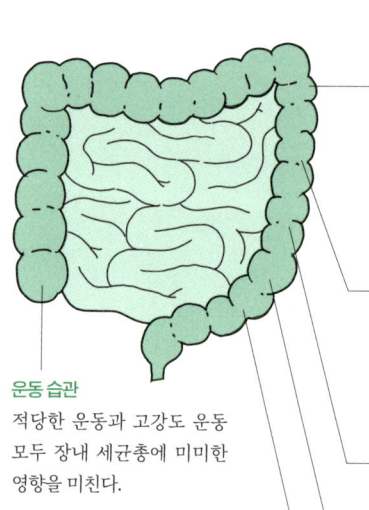

**약물**
장내 세균 구성에 가장 큰 영향을 주는 요소로, 특히 소화기 질환 치료제·당뇨병 치료제·항균제·항혈전제 순으로 영향력이 크다. 약제는 식사나 생활 습관보다 3배 이상 큰 영향력을 미친다.

**질병**
약물 다음으로 중요한 요인이지만, 당대사 이상이나 지질대사장애 등의 질환이 증가할수록 약물 복용량도 늘어나기 때문에 독립적인 영향 평가에는 한계가 있다.

**운동 습관**
적당한 운동과 고강도 운동 모두 장내 세균총에 미미한 영향을 미친다.

**연령·성별·BMI**
호르몬 분비와 대사 기능의 변화 등에 영향을 미칠 수 있다. 약물과 질병 다음으로 영향력이 크다.

**식습관**
고지방 식단·식이섬유·항산화 성분 등이 장내 세균의 영양 공급원이자 환경 조절자 역할을 한다.

**흡연·알코올**
흡연으로 인한 산화 스트레스 증가나 장에 도달하는 알코올은 장내 세균에 영향을 주지만, 다른 요인에 비해 영향력은 작다.

영향을 미친다는 사실은 이미 알려져 있다. 위산 분비를 억제하는 프로톤펌프억제제PPI를 사용하면, 대장에서 평소에는 거의 존재하지 않는 스트렙토코쿠스 *Streptococcus*(연쇄상구균)이 발견될 수 있다는 점도 소화기내과에서는 상식처럼 받아들여지고 있다. 스트렙토코쿠스는 주로 입이나 십이지장 등 상부 소화기관에서 발견되는 상재균이다. PPI로 인해 위산 분비가 감소하면, 원래는 위산에 의해 죽거나 약해지는 스트렙토코쿠스가 살아남은 채로 대장까지 도달하여 정착하게 되는 것으로 추정된다.

이번 연구에서는 PPI 이외에 소화기 질환 치료제, 신경 질환 약물, 당뇨병 치료제 등도 특정 장내 세균의 증감에 영향을 준다는 사실이 새롭게 밝혀졌다. 반면 그동안 장내 세균에 영향을 미친다고 간주되어 온 콜레스테롤 합성 억제제 스타틴 등 고콜레스테롤 치료제나 혈압 치료제는 별 영향을 미치지 않았다. 그 외에도 질병, 연령, 식습관, 운동 습관 같은 요인이 장내 세균총에 미치는 영향도 조사하고 있다.

## //// 유년기의 생활 환경에도 주목

약물 이외에 장내 세균의 균형에 영향을 미치는 요소는 무엇일까? 네덜란드 연구팀이 2022년 4월, 《네이처》에 생활 환경과 장내 세균의 관계를 분석한 연구 결과를 발표했다. 3세대 2천756가족으로 이루어진 총 8천208명을 수년간 추적하여 음식, 약물, 거주 지역, 함께 사는 사람 등 장내 세균총에 영향을 미치는 생활 환경 요인을 조사했다.[3]

조사 결과에 따르면, 식사가 장내 세균총에 가장 큰 영향을 미치는 것으로 나타났다. 특히 고기를 포함한 동물성 단백질을 많이 섭취하는 사람에게서 증가하는 세균이 콩 등 식물성 단백질을 많이 섭취하는 사람에게서는 감소하는 경향을 보였다. 유년기의 생활 환경, 소득 수준, 건강 상태 등도 장내 세균총에 영향을 미치는 요인으로 확인되었다.

## 1천800명을 조사해 발견한 다섯 가지 장유형

우리 교토부립대학 연구팀도 일본인의 장내 세균총을 유형별로 분류하여 식사나 질병과의 연관성을 조사하고 있다. 건강한 사람 283명을 포함한 1천800여 명의 대변에서 장내 세균을 분석한 다음 AI를 활용해 분류한 결과, 크게 다섯 가지 '장유형Enterotype'•으로 나누어졌다.

//// 장내 세균으로 생활 습관도 알 수 있어

연구팀은 이 데이터와 함께 식사 조사, 기존 장수 연구 자료를 분석해 장유형별 특징과 식습관을 도출했다. 일본인에게

• 장내 세균총을 유형별로 분류하는 개념을 의미한다.

## 다섯 가지 장유형의 특징과 식습관

### A
**고단백질·고지방 유형**

E 유형에 비해 고혈압은 11배, 당뇨는 12.5배 발병 위험이 높다

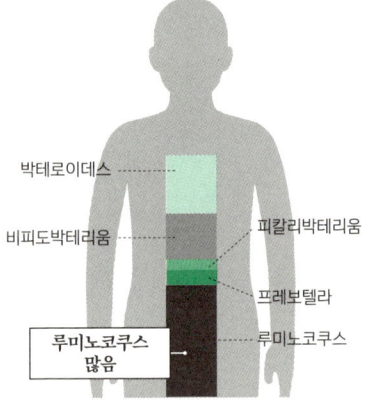

- 박테로이데스
- 비피도박테리움
- 피칼리박테리움
- 프레보텔라
- 루미노코쿠스
- **루미노코쿠스 많음**

루미노코쿠스속 균이 많다. 고기를 좋아하고 동물성 단백질과 지방을 많이 섭취한다. 심장 질환, 신경 질환, 간 질환 등 다양한 질병에 걸릴 위험이 상대적으로 크다. 그림에는 없으나 스트렙토코쿠스속 균도 상대적으로 풍부한 편이다.

### B
**균형 잡힌 식사 유형**

질병에 적게 걸린다

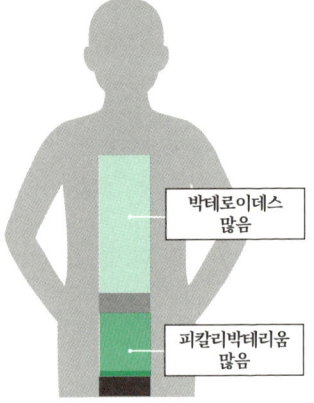

- **박테로이데스 많음**
- **피칼리박테리움 많음**

박테로이데스속 균과 항염 효과가 있는 부티르산 생성균인 피칼리박테리움속 균이 많다. 가리지 않고 무엇이든 잘 먹기 때문에 3대 영양소의 균형이 잡혀 있다. E 유형과 비교해 일부 질환의 발병 위험이 약간 높지만, 전반적으로는 건강한 편이다.

**C** 탄수화물을 많이 섭취하는 유형

**D** 고단백·고지질·설탕을 많이 섭취하는 유형
E 유형에 비해 간질환 연관성이 11배 높다

**E** 채소와 생선 위주의 채식주의자 유형
질병에 적게 걸린다

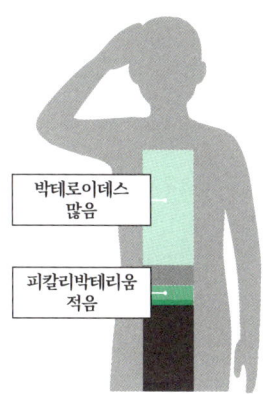
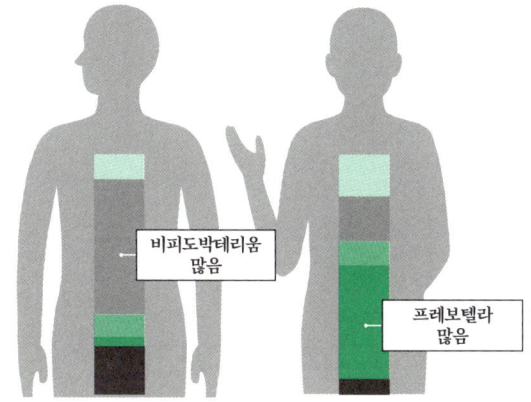

박테로이데스 많음
피칼리박테리움 적음
비피도박테리움 많음
프레보텔라 많음

박테로이데스속 균이 많고, 염증 억제에 관여하는 피칼리박테리움속 균이 적다. 탄수화물 위주의 식사를 하며 다른 영양소 섭취가 부족한 경향이 있다.

비피두스균으로 대표되는 비피도박테리움속과 스트렙토코쿠스속 균이 평균보다 많다. 단백질, 지방, 설탕을 많이 섭취하는 경향이 있다. 간질환, 기능성 위장 질환, 염증성 장 질환의 발병 위험이 크다.

프레보텔라속 균이 많아 '농촌형'으로 불린다. 육류 섭취가 적고 채식 위주의 균형 잡힌 식사를 하는 사람들에게서 주로 나타나며, 다른 네 가지 유형에 비해 전반적인 질병 위험이 낮은 건강한 유형이다.

동일한 방법으로 장내 세균총을 분석한 16개 임상 연구에서 얻은 건강한 사람과 질병에 걸린 사람 총 1천803명의 일본인 장내 세균총 데이터를 살펴보았다. 38개 속 세균의 존재 비율에 따라 다섯 가지 유형으로 정의하고, 각 유형과 질병의 연관성을 밝혀냈다. 교토부립대학, 세츠난대학, 주식회사 프리메디카의 공동 연구

특히 많은 장유형은 B(전체의 52%)와 E(22%)로, 전체의 70% 이상을 차지했다. 두 유형 모두 건강한 사람에게 자주 관찰되는 장유형이지만, 식습관은 확연히 달랐다.

B는 박테로이데스속과 피칼리박테리움$_{Faecalibacterium}$속의 균이 많은 유형으로, 3대 영양소를 골고루 섭취하는 사람에게서 주로 나타났다. E는 프레보텔라속 균이 많은 유형으로, 채소 위주의 식사를 즐기며 동물성 지방 섭취가 적은 사람, 즉 채식주의 성향을 보이는 사람에게 흔했다. 반면 A는 루미노코쿠스$_{Ruminococcus}$과와 스트렙토코쿠스속 균이 많은 유형으로, 심장 질환·이상지질혈증·고혈압·당뇨병 등 질병 위험이 큰 사람에게서 자주 발견되었다.

장유형을 해석할 때 주의할 점은, "특정 균이 많으면 질병 위험이 크다, 그럼 그 균을 줄이면 된다"는 식의 안이한 접근은 의학적으로 적절하지 않다는 것이다. 진짜 원인이 무엇인지 모색해야 하며, 이때 생활 환경 등의 주변 정보가 중요한 역할을 한다.

예를 들어 앞서 언급했듯이, PPI 등의 위산 억제제를 복용하는 사람은 대장 내에서 스트렙토코쿠스균이 증가하기 쉽다. 이런 이유로 A 유형의 사람에게 스트렙토코쿠스균이 많다면, 먼저 위산 억제제 때문일 수 있다고 해석 가능하다.

하지만 그것이 유일한 원인이 아닐 수 있으므로 그 사람이 왜 위산 억제제를 복용하는지도 살펴야 한다. 이 약물을 복용하는 사람은 심장 질환이나 역류성 식도염 같은 질환을 앓고 있을 가능성이 크기 때문에 약물이 아닌 질병이 영향을 미칠 가능성도 고려해야 한다. 그런 질병에 걸리기 쉬운 체질, 예를 들어 비만이거나 동물성 지방을 많이 섭취하는 식습관도 영향을 미칠 수 있다.

실제로 생활습관병에 걸릴 위험이 큰 A 유형의 장내 세균을 가진 사람들은 육류를 즐겨 먹고 고단백·고지방 식사를 선호하는 경향이 강했다. 예방의학의 관점에서 장내 세균을 관찰할 때는 이런 점까지 염두에 둘 필요가 있다.

지금까지의 연구를 통해 비만이나 당뇨, 심혈관 질환, 치매, 기타 질병과 장내 세균총 사이에 연관성이 있다는 점은 밝혀졌다. 하지만 그것만으로는 장내 세균총의 불균형이 질병을 유발하는 것인지, 아니면 질병 때문에 장내 세균총의 균형이 무너진 것인지는 여전히 명확하지 않다. 이 때문에 '질병 예방'이라는 목표를 달성하기 위해 무엇을, 어디서부터 시작해야 할지 알 수 없다.

다섯 가지 장유형 분류는 시작에 불과하지만, 실제로 식생활과 생활양식을 개선함으로써 A 유형이나 C 유형 같은 고위험 유형의 장내 세균총이 B 유형으로 변화한다는 사실을 확인할 수 있었다. 앞으로 일상생활의 어떤 요소가 장내 세균에 영향을 미치는지 더 자세히 알게 된다면, 질병 예방과 건강 증진을 위해 어떻게 해야 할지 구체적인 방향성을 정립할 수 있을 것이다.

## 남녀 간 장내 세균의 차이

장내 세균은 남녀 간에도 차이가 있을까? 교토부립대학 연구팀의 조사 결과, 일본인의 장내 세균총은 성별에 따라 차이를 보인다는 사실이 밝혀졌다. 여성은 비피두스균 등의 유익균이 많고, 남성은 대장암 환자의 장에서 증가하는 것으로 알려진 푸소박테리움 *Fusobacterium* 속 균이 상대적으로 많았다. 그 이유는 명확하게 밝혀지지 않았지만, 여성이 채소나 식이섬유가 풍부한 식품을 의식적으로 섭취하는 사람이 많다는 점 등과 관련될 수 있다.

## 장내 세균은 성별에 따라서도 차이가 존재

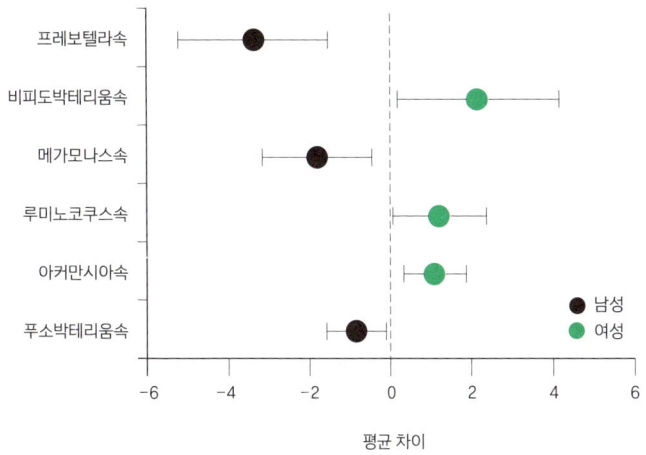

일본인의 장내 세균총은 성별에 따라 차이를 보이는 것으로 밝혀졌다. 여성의 장내에는 비피두스균(비피도박테리움)과 같은 '유익균'이 상대적으로 많았고, 남성은 대장암 환자의 장에서 증가하는 것으로 알려진 푸소박테리움속 균이 더 많이 관찰되었다.

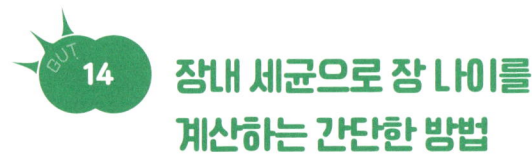

## 14  장내 세균으로 장 나이를 계산하는 간단한 방법

앞서 소개한 다섯 가지 장유형을 보고 자신이 어떤 유형일지 궁금해하는 사람도 있을 것이다. 우리와 공동 연구 중인 일본의 예방의료 서비스 기업 프리메디카PreMedica의 장내 세균 검사 서비스를 활용하면 자신의 장유형을 확인할 수 있다. 하지만 장유형을 몰라도 큰 문제는 없다. 그보다는 자신의 장내 세균총과 장 건강 상태가 어떤지 관심을 갖는 것이 더 중요하다.

장내 세균총은 나이가 들면서 변한다. 그러나 최근 연구에 따르면, 고령자 중에서도 젊은 층과 비슷한 장내 세균총을 가진 사람이 있으며, 그런 젊은 장내 세균총을 가진 사람은 노화 관련 질환의 발병 위험이 낮다는 사실이 밝혀졌다.[4] 따라서 장내 세균총을 젊게 유지하면 노화를 어느 정도 막을 수 있을지도 모른다.

장 건강 상태를 파악하기 위한 간단한 도구로 배변 습관, 식습관, 생활 습관 등의 임상 정보를 바탕으로 장 나이를 추정하는 간단한 계산법을 일본인 대상으로 개발했다. 이 계산법에는 어린 시절 가족 구성, 현재의 식사 습관, 수면 패턴, 흡연, 약물 및 알코올 섭취 등 전 세계에서 발표된 연구에서 장내 세균이나 질병과 밀접한 관련이 있다고 밝혀진 요소들이 포함되어 있다.

　별색(왼쪽) 항목은 식이섬유나 발효 식품 섭취, 장 상태의 양호성, 운동 습관 등 장 건강에 긍정적인 영향을 주는 요소를 평가한다. 반면 회색(오른쪽) 항목은 장 건강에 부정적인 영향을 주는 요소를 평가한다. 자신의 나이에서 긍정적인 요소 개수를 빼고 부정적인 요소 개수를 더하면 장 나이가 산출된다. 간단한 방법이지만, 생활 개선의 기준으로 삼으면 유용할 것이다. 게임을 하듯이 가벼운 마음으로 자신의 장이 실제 나이에 적합한 상태인지 확인해 보자.

# 당신의 장 나이를 계산해 보자

임상 경험과 방대한 장내 세균 연구를 바탕으로 배변 습관, 식습관, 약물 사용 등 일상생활과 관련된 요소들을 평가하여 장 나이를 산출하는 공식을 개발했다. 자신의 장이 실제 나이에 적합한 상태인지 확인해 보자.

### 해당되는 항목에 체크해 보자.

- ☐ 두부, 유부를 좋아한다
- ☐ 염분 섭취를 제한하고 있다
- ☐ 현미, 보리 등 통곡물을 세끼 중 한 끼는 먹는다
- ☐ 아침 식사 후 변을 보는 경우가 많다
- ☐ 외모가 젊어 보인다는 말을 듣는다
- ☐ 발효 식품을 좋아한다
- ☐ 수프보다 된장국을 선호한다
- ☐ 시골 출신이다
- ☐ 형제가 3명 이상이다
- ☐ 주 3회 이상 운동을 하고 있다
- ☐ 밤 12시 전에 취침한다

|  | 실제 나이 | 별색 항목 체크 개수 | 회색 항목 체크 개수 |
|---|---|---|---|
| 장 나이 = | ( ) | − ( ) | + ( ) |

세계에서 발표된 연구에서 장내 세균이나 질병과 밀접한 관련이 있다고 밝혀진 요소들로 구성된 체크리스트다. 별색(왼쪽) 항목은 장에 긍정적인 영향을 주는(젊어지게 하는) 요소, 회색(오른쪽) 항목은 장에 부정적인 영향을 주는(늙게 하는) 요소다.

□ 아침을 먹지 않는 날이 주 4일 이상이다
□ 외식을 하는 날이 주 4일 이상이다
□ 커피에 설탕을 넣는다
□ 술을 마시는 횟수가 주 4회 이상이다
□ 평소 채소 섭취가 부족하다고 느낀다
□ 소고기, 돼지고기, 양고기 등 육류를 좋아한다
□ 변비가 있다
□ 힘을 줘야 배변이 가능한 경우가 많다
□ 변이 딱딱한 경우가 많다
□ 방귀나 변 냄새가 심하거나, 냄새난다는 말을 듣는다
□ 일할 때나 휴일에도 운동이 부족하다
□ 담배를 피운다
□ 스트레스를 받는다
□ 수면 부족이다
□ 피부 트러블이나 여드름으로 고민하고 있다
□ 위산 분비 억제제를 복용한다
□ 항생제를 자주 복용한다
□ 편의점을 자주 이용한다
□ 업무나 쇼핑 시 자동차를 이용한다

50세이고, 별색 항목 5개와 회색 항목 4개에 해당하는 경우
50 − 5 + 4 = 장 나이 49세

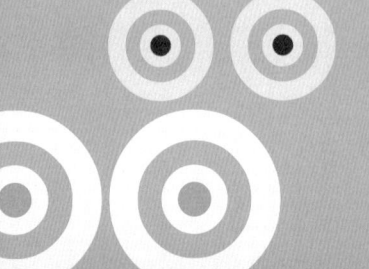

6장

# 건강한 뇌를 유지하려면

뇌와 장의 상관관계

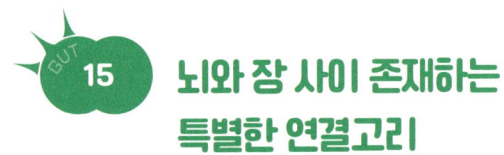

# 뇌와 장 사이 존재하는 특별한 연결고리

불안하거나 심한 스트레스를 받을 때 배가 아프거나 설사를 한 경험이 있는가. 또는 잠을 제대로 못 잔 날 소화가 안 돼 속이 불편한 경험이 있는가. 이런 현상은 단순한 우연이 아니다. 뇌는 장에 영향을 주며, 장도 뇌에 신호를 보낸다. 다시 말해 장과 뇌는 서로 긴밀하게 연결되어 있다.

## 미주신경으로 연결된 장과 뇌

장과 뇌가 서로 정보를 주고받는다고 말하면, 서로 멀리 떨어져 있는 두 장기가 어떻게 연결된 것인지 선뜻 납득하기 어려울 수 있다.

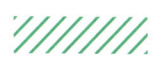 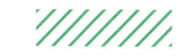

## 뇌와 장이 서로 영향을 미치는 뇌장상관 현상

뇌와 장 상호작용의 핵심에는 장내 세균이 존재한다. 장에 서식하는 방대한 수의 장내 세균은 단순히 소화를 돕는 작용을 넘어, 우리의 정신적 안정과 뇌 건강을 유지하는 데 중요한 역할을 한다. 실제로 장내 세균이 없는 무균 쥐는 정신적으로 불안정하고 과민한 반응을 보이는 것으로 나타났다.

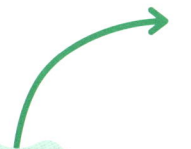 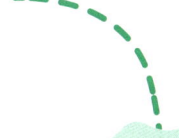

**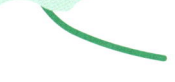 장 이상이 뇌에 영향을 미쳐 불안감을 불러일으킨다**

장내 세균총의 균형이 무너지고 장벽 기능이 약화하거나 점막에 염증이 생기면, 장에서 생성된 염증 물질 등이 체내로 쉽게 흡수되고, 불안과 같은 정신적 문제가 나타날 수 있다.

**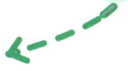 스트레스가 장운동을 저해한다**

정신적 스트레스나 극도의 긴장 상태가 지속되면, 교감신경과 호르몬 작용으로 장운동이 제한된다. 그로 인해 소화가 안 되거나 장이 경련을 일으켜 통증이나 설사와 같은 증상이 나타날 수 있다.

뇌와 장은 미주신경을 통해 서로 정보를 주고받는다. 이 외에도 장은 장내 세균의 대사물, 호르몬, 생리활성물질(사이토카인) 등을 통해 끊임없이 뇌에 정보를 전달한다. 이렇게 장과 뇌가 서로 영향을 주고받는 구조를 '뇌장상관腦腸相關' 또는 '장뇌축 Gut-Brain Axis'*이라 한다.

나 역시 환자를 진료하면서 장과 뇌가 서로 긴밀하게 연결되어 있음을 실감할 때가 많다. 스트레스나 우울감에 시달리는 사람들에게는 변비나 설사 같은 장 증상이 자주 나타난다. 반대로 변비나 설사에 시달리는 사람들이 불안감이나 기분 저하를 호소하는 예도 적지 않다. 흥미롭게도 장 상태가 개선되면 정신적인 안정도 함께 찾아오는 경우가 많다.

//// 건강한 장에 건강한 뇌가 깃들어

본격적인 이야기로 들어가기 전에 먼저 미주신경에 대해 간단히 알아보자. 미주신경은 뇌에서 나와 각 장기에 뻗어 있

---

● 장과 뇌가 신경계, 면역계, 호르몬계를 통해 쌍방향으로 소통하는 네트워크를 의미하며, 장내 세균총이 중요한 조절자로 작용한다.

## 장의 움직임에 깊이 관여하는 미주신경

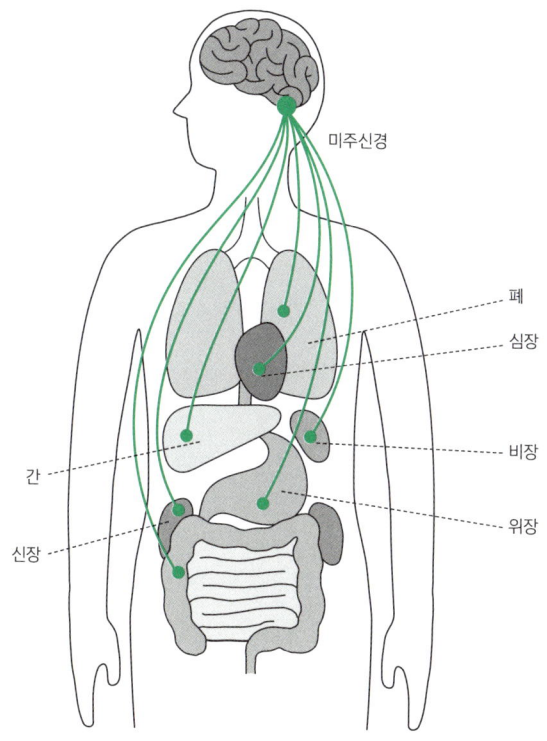

미주신경은 뇌신경의 하나로, 목에서부터 흉부와 복부에 이르는 다양한 장기와 혈관의 기능을 조절한다. 뇌에서 각 장기로 명령을 전달하는 하행성 신경과, 각 장기에서 받은 정보를 뇌로 전달하는 상행성 신경으로 구성된다. 상행성 신경을 통해 장에서 받은 영양소, 장내 세균 대사물, 호르몬 등의 정보가 실시간으로 뇌에 전달된다. 우리가 의식하지 않아도 삼킴, 호흡, 혈압 조절, 소화기관의 움직임이 원활하게 이루어지는 이유는 미주신경을 통해 뇌가 지속적으로 장기에 자극을 주고 있기 때문이다.

는 뇌신경의 한 종류로, 부교감신경의 약 80% 역할을 담당한다. 심장, 폐, 위, 장, 간 등 주요 장기로 '불규칙하게' 뻗어나간다고 해서 붙여진 이름이다.

미주신경은 단방향으로 작동하지 않는다. 뇌에서 장기로 내려가는 '하행성 원심로'와 장기에서 뇌로 올라가는 '상행성 구심로'가 한 묶음으로 이루어져 양방향 소통을 한다. 원심로는 장기의 움직임을 조절하고 구심로는 각 장기에서 일어나는 사항에 관한 정보를 뇌로 전달한다. 뇌와 장은 서로 멀리 떨어져 있지만 미주신경을 통해 긴밀하게 연결되어 있는 것이다.

최근 연구를 통해 장과 뇌를 연결하는 미주신경의 중요한 역할이 속속 밝혀지고 있다. 예를 들어 장내 세균총이 인간의 면역 세포, 특히 염증을 조절하는 조절 T세포를 유도하는 역할을 한다는 사실이 확인되었다. 마치 장내 미생물이 인간을 조종하는 것처럼 보일 수 있지만, 실제로는 뇌가 미주신경을 통해 조절 T세포가 장에서 제대로 작동하도록 제어한다는 점도 밝혀졌다.

게이오기주쿠대학 가나이 다카노리金井隆典 교수 연구팀은 동물 실험을 통해 장에서 발생한 신호가 미주신경을 통해 간과 뇌의 연수 순으로 전달되고, 다시 미주신경을 통해 장관의 조절 T세포 수를 조절하는 구조를 규명했다.[1] 장에 이상이 생기면 장내 세균의 영향으로 염증이 발생하는데, 이 염증이 발생했다는 정보가 미주신경을 통해 뇌(연수)로 전달된 후 다시 미주신경을 통해 장의 염증을 억제하는 신호가 장으로 보내지는 것이다.[2]

이런 뇌와 장 상관관계의 핵심 요소 중 하나가 장내 세균이다. 장에 서식하는 40조 개에서 100조 개에 달하는 장내 세균은 숙주, 즉 우리 인간의 정신 건강과 뇌 기능 유지에 중요한 역할을 한다.

장내 세균이 인간의 정신 건강에 직접적인 영향을 미친다는 사실을 세계 최초로 밝혀낸 것은 규슈대학의 스도 노부유키須藤信行 교수 연구팀이다. 장내에 세균이 없는 무균 상태의 쥐는 정신적으로 불안정하며 자극에 과민하게 반응하거나 흥분 상태를 보였다. 이 쥐에게 비피두스균 등 장내 세균을 투여하자 신경세포가 성숙해지면서 차츰 안정감을 되찾는 모습을 확인할 수 있었다.[3]

나는 소아과 의사는 아니지만, 최근 정신적 스트레스로 인해 학교에 가지 못하는 아이들의 이야기를 자주 접한다. 이런 아이들에게 장내 환경을 개선하는 식단이나 생활 습관을 도입한다면, 스트레스 완화나 정서적 안정에 긍정적인 영향을 줄 수 있을 것이다.

## //// 스트레스 완화와 수면의 질 향상 유산균

스트레스 완화와 수면의 질 개선에 좋다고 해서 2022년 큰 화제를 모은 일본야쿠르트의 '요구르트 1000'은 장과 뇌 상관관계를 활용한 대표적인 사례다. '요구르트 1000'에 함유된 유산균 시로타주 *Lactobacillus casei YIT 9029*를 섭취하면, 장내 세균총의 변화가 뇌에 전달되어 스트레스 완화와 수면의 질 개선으로 이어진다고 알려져 있다. 이 제품의 겉면에는 "유산균 시로타주는 스트레스를 완화하고 숙면과 상쾌한 기상에 도움이 된다"는 기능성이 표시되어 있다.

이 외에도 장내 세균이 뇌에 영향을 미친다는 개념을 적용하여 개발된 다양한 유산균 제품이 판매되고 있다. 연구자들 사이에서 특히 주목을 받는 제품은 모리나가유업에서 2021년 출시한 'MCC1274'라는 비피두스균이 함유된 요구르트다. 이 세균은 경도인지장애 MCI 환자를 대상으로 한 임상 시험에서 인지 기능 개선 효과가 확인되었다는 연구 결과를 담은 논문[4]이 의학 저널에 게재되어 화제가 되었다.

이 세균이 주목받는 또 다른 이유는 기능성 평가에 미국에서 뇌신경외과, 신경과, 정신과 영역을 중심으로 질환 평가에 널리 사용되는 신경심리검사를 활용했기 때문이다. 일반적으로 치매 전 단계로 알려진 경도인지장애는 연간 환자의 5~15%가 치매로 진행되는데, 식품을 통해 확실한 인지 기능 개선 효과가 입증된 것은 매우 이례적인 일이다. 이는 장내 환경이 뇌 기능에 미치는 영향이 크다는 점을 보여주는 중요한 증거다.

모리나가유업이 2021년 출시한 요구르트는 "비피두스균 MCC1274는 건강한 중장년층의 노화에 따라 저하되는 기억력과 공간지각력 유지에 도움이 된다"는 기능성이 표시되어 있다.

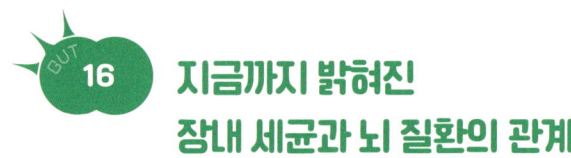

## 지금까지 밝혀진 장내 세균과 뇌 질환의 관계

뇌 질환은 장의 상태나 장내 세균과 연관이 있을까? 실제로 치매, 파킨슨병, 우울증, 자폐증 등의 발병 및 진행과 장내 세균 균형의 연관성을 보여주는 몇 가지 연구 결과가 발표되었다.

### //// 치매 환자는 대변 암모니아 농도가 높아

치매에 대해서는 일본 국립장수의료연구센터 산하 건망증 센터의 사지 나오키佐治直樹 부센터장 연구팀이 도호쿠대학, 구루메대학과 협력하여 진행하는 연구에서 장내 세균과의 연관성을 분석했다. 지금까지 밝혀진 바로는, 치매 환자와 그렇지 않은 사람은 장내 세균총 균형에 특징적 차이를 보이며, 여기에는 식생활이 영향을 미칠 가능성이 있다.

이 연구팀이 2020년 발표한 연구에 따르면, 치매 환자의 대변은 건강한 사람의 그것에 비해 암모니아 농도가 65% 높고 젖산 농도는 39% 낮은 것으로 나타났다.[5] 흥미로운 점은 식생활과의 연관성을 심층 분석한 부분이다. 건강한 사람은 치매 환자에 비해 된장, 해산물, 녹황색 채소, 해조류, 절임류, 녹차, 소고기·돼지고기 등의 섭취량을 기준으로 산출한 '일본 전통 식단 점수'가 높았으며, 특히 해산물, 버섯, 콩류, 커피를 많이 섭취했다. (소고기·돼지고기를 먹지 않으면 1점이 가산되었다.) 반면 치매 환자는 장내 세균 대사물의 농도가 낮다는 특징을 보였다.[6]

우리 연구팀도 교탄고 지역 장수 연구에서 800여 명을 대상으로 일본 전통 식단 점수를 산출하여 치매는 아니지만, 몸져눕기 직전인 '노쇠' 상태에 미치는 영향을 조사해 보았다. 그 결과 건강한 집단은 노쇠한 집단에 비해 일본 전통 식단 점수가 높았고, 콩류나 버섯 섭취량에서 유의미한 차이를 보였다. 이런 결과를 바탕으로 일본인의 장내 환경에는 전통적인 일식이 적합하다는 결론에 이르렀다.

장수 연구는 건강하게 장수하는 사람들을 대상으로 조사가 이루어진다. 그런 면에서 애초에 장내 세균이나 그 대사물은 질병을 앓고 있는 사람들의 그것과 비교해 큰 차이를 보일 수 있다. 그러나 건강 유지에는 식생활의 영향이 크고, 그 배경에는 장내 세균이 관여하고 있다는 점은 분명해 보인다.

#### ///// 파킨슨병은 장에서 발생?

특정 장내 세균이 파킨슨병의 발병과 진행 속도에 영향을 미친다는 연구 결과도 발표되었다. 나고야대학 오노 킨지大野欽司 교수 연구팀은 2022년 6월 발표한 연구에서, 파킨슨병 환자 165명을 대상으로 2년간 추적 조사를 진행해 장내 세균 구성과 증상 진행 간의 연관성을 분석했다. 그 결과 발병 초기 단계부터 장내 단쇄지방산 생성량이 적거나, 아커만시아 속 균이 많은 환자일수록 파킨슨병 진행 속도가 빠르다는 사실을 발견했다.[7] 여기에는 장수나 노화, 비만과 관련된 아커만시아 뮤시니필라균뿐 아니라 그 상위 카테고리인 아커만시아 '속' 균을 포괄한다.

파킨슨병은 뇌 신경세포에서 알파-시누클레인α-Synuclein이라는 단백질이 비정상적으로 응집하면서 발생하는 대표적인 신경 퇴행성 질환이다. 뇌 내 단백질의 증가와 장내 환경이 어

## 장내 세균은 치매, 우울증 등 뇌 질환에도 영향

 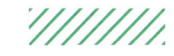

장내 세균과 뇌 질환의 연관성에 대한 연구는 아직 초기 단계다. 현시점에서는 병에 걸린 사람과 건강한 사람 간의 장내 세균 균형을 비교하여 어떤 균형 상태가 뇌 건강에 유용할지 분석하는 연구가 진행 중이다.

### 치매
알츠하이머형 치매와 장내 세균 균형 간의 연관성에 주목하고 있다. 동물 실험에서는 장내 세균 균형의 차이에 따라 뇌에 독성 단백질 아밀로이드 베타가 침착되는 경향이 달라진다는 연구 결과가 발표되었다.

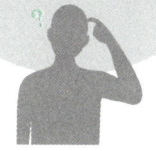

### 우울증
스트레스와 뇌 내 신경의 염증 등이 원인으로 알려져 있다. 특히 뇌 내 신경장애는 장내 세균 균형의 붕괴로 염증 물질이 증가하면서 발생할 수 있다는 연구 결과가 발표되었다.

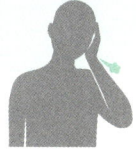

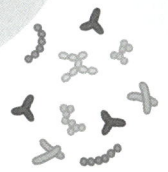

### 파킨슨병
손발 떨림과 경직, 보행 곤란 등의 운동장애를 동반하는 신경 퇴행성 질환으로, 장내 세균과의 관계뿐만 아니라 발병률과 배변 횟수, 궤양성 대장염, 맹장 절제 등과 연관성이 있다는 연구 결과가 발표되었다.

떤 관련이 있는지 의문이 들 수 있다. 사실 파킨슨병은 '뇌 유래형'과 '장 유래형'의 두 가지 유형이 있으며, 환자의 절반 이상이 장 유래형인 것으로 알려져 있다. 장내에서 비정상적으로 응집된 단백질이 장벽 신경총에서 미주신경을 타고 뇌로 이동하면서 발병한다.

미주신경은 단순히 신경 신호를 전달하는 역할을 넘어 장내 물질을 소화 과정을 거치지 않고 곧바로 뇌까지 전달하는 작용도 한다. 과거 광우병의 원인으로 지목된 변형 단백질 프라이온Prion도 이와 유사한 경로로 장에서 미주신경을 타고 뇌로 이동한 후 신경세포에 침착된다.

이 연구팀에서 2020년 5개국 파킨슨병 환자의 장내 세균 데이터를 분석한 결과, 파킨슨병 환자의 장에서는 아커만시아속 균이 증가하고, 푸시카테니박터Fusicatenibacter속·피칼리박테리움속·블라우티아속의 단쇄지방산 생성균은 감소했다.[8] 세 가지 세균이 파킨슨병에 어떻게 관여하는지 조사한 결과, 발병 초기부터 이런 세균에 변화가 나타날 경우 질병 진행 속도가 빨라진다는 사실을 발견했다.

그 배경에는 두 가지 가능성이 존재한다. 하나는 장내 단쇄지방산의 감소로 신경에 염증이 쉽게 생겨 단백질이 비정상적으로 응집할 수 있다. 단쇄지방산 중 부티르산은 염증성 물질의 생성을 억제하는 작용을 하므로 단쇄지방산이 줄어들면 신경에 염증이 쉽게 생길 가능성이 추정된다. 다른 하나는 아커만시아속 세균의 증가가 원인이 될 수 있다. 뮤신이 과도하게 분해되어 장관의 장벽 기능이 떨어지면서 염증이 생겨 장관 신경총에서 단백질이 비정상적으로 응집될 가능성이 추정된다.

아커만시아속은 지금까지 여러 번 언급된 아커만시아 뮤시니필라균이 대부분을 이룬다. 이 균은 녹차나 과일 등에 함유된 폴리페놀에 의해 증가하고 기본적으로 유익균으로 인식되지만, 파킨슨병뿐만 아니라 다른 질환을 앓고 있는 사람에게서도 증가하는 사례도 흔하지 않지만 보고되고 있다. 사실 유익균의 대표격인 비피두스균도 심부전증, 당뇨병, 궤양성 대장염 등의 질환을 앓고 있는 사람에게서 증가하는 것으로 나타났다. 이 세균들이 나쁜 영향을 미친다고 단정할 수는 없으며, 오히려 우리 몸의 위기를 감지하고 이를 극복하기 위해 증가하고 있을지도 모른다.

장과 파킨슨병의 관계는 오래전부터 알려져 있었다. 파킨슨병 발병 전에 장에 이상 증상이 나타나고, 수술로 미주신경을 절단하면 병의 진행 속도가 완화된다. 이 과정에 장내 세균이 어떻게 관여하고 있는지가 점차 밝혀지고 있다.

파킨슨병 초기 단계에서는 변비, 우울증, 수면장애, 후각 증상이 종종 나타난다. 이런 증상들도 장에서 생성된 단백질의 비정상적 응집이 신경에 미친 영향일 가능성이 제기되고 있다. 장내 세균총의 균형이 파킨슨병 진행에 영향을 미친다는 점이 확실하다면, 장내 환경을 개선함으로써 병의 진행을 막거나 발병 자체를 예방할 수 있다.

이 연구에서 특히 흥미로운 점은, 독일과 러시아의 조사에서는 별다른 차이를 보이지 않았지만, 다른 세 나라는 파킨슨병 환자들의 장에서 로제브리아속·피칼리박테리움속·라크노스피라속의 균이 적게 나타났다는 점이다. 이 세 가지 균은 우리가 교탄고 지역에서 진행하는 장수 코호트 연구에서 건강하게 오래 사는 고령자의 장내에서 특징적으로 많이 발견된 균이기도 하다. 이 균들이 건강 유지에 관여할 가능성도 있다. 교탄고 지역 장수 연구에서는 1천 명 이상의 주민이 협력했지만, 파킨슨병 환자는 단 한 명도 없었다.

### //// 우울증 환자는 비피두스균이 적어

우울증이나 자폐증 같은 정신 질환도 장내 세균과 연관이 있다는 연구 결과가 발표되었다. 일본 국립정신·신경의료연구센터의 조사 결과에 따르면, 우울증 환자의 장내에는 일반인에 비해 비피두스균과 유산균이 적었다.[9]

우울증이 장내 세균에 영향을 미치는지, 아니면 장내 세균 총 균형이 우울증에 영향을 미치는지는 명확히 밝혀지지 않았다. 그러나 살아있는 비피두스균이나 유산균이 함유된 프로바이오틱스를 섭취하고 우울증 증상이 개선되었다는 해외 연구 결과에 비추어볼 때, 장내 세균이 정신 건강에 영향을 미칠 수 있다.

우울증이나 자폐증 환자의 뇌에서 신경 염증이 관찰되는 경우가 있는데, 그 같은 염증에 장내 세균이 관여할 수 있다는 가능성을 시사하는 연구 결과도 여러 차례 발표되었다. 우울증이나 자폐증 환자에게는 궤양이나 염증 같은 기질적 증상이 없는데도 설사나 변비, 복통 등의 과민대장증후군이 흔히 나타난다. 이 과민대장증후군에도 장내 세균이나 장내 환경이 관여할 수 있다.

과민대장증후군 환자의 장을 살펴보면, 역시 비피두스균과 유산균이 적고 궤양성 대장염 환자와 유사하게 대장균이나 스트렙토코쿠스속, 루미노코쿠스속 등 염증을 유발하기 쉬운 세균이 많다. 이런 장내 세균 및 대사물질의 변화가 장에서 염증이나 통증을 일으키고, 그것이 뇌로 전달되어 악순환이 유발될 수 있다.

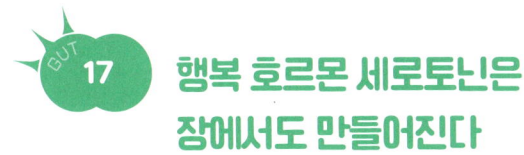

# 행복 호르몬 세로토닌은 장에서도 만들어진다

우울증과 자폐증에는 뇌 내 세로토닌이라는 호르몬 감소도 관여하는 것으로 알려져 있다. 행복 호르몬이라 불리는 세로토닌은 트립토판이라는 바나나와 닭고기 등에 풍부한 아미노산에서 세로토닌 전구체를 거쳐 합성되며, 이후 대사되어 최종적으로 생체 리듬 조절에 영향을 미치는 멜라토닌이 된다.

## 트립토판이 세로토닌으로 바뀔 때

그런데 최근 세로토닌이 트립토판의 주요 대사물이 아니라는 점이 밝혀졌다. 트립토판은 세로토닌 외에도 여러 물질로 변환되는데, 그중 일부는 혈중 농도가 우울증, 당뇨병, 만성

## 세로토닌은 90% 이상 장에서 생성

뇌 내 신경전달물질로 알려진 세로토닌은 뇌에서 생성되는 양은 전체의 5% 정도에 불과하며, 90% 이상은 장에서 만들어진다. 장에서 생성된 세로토닌은 혈액을 타고 전신으로 퍼져 체온 조절, 통각 조절, 혈액 응고에 의한 지혈 작용, 혈관 수축 등에 도움을 준다.

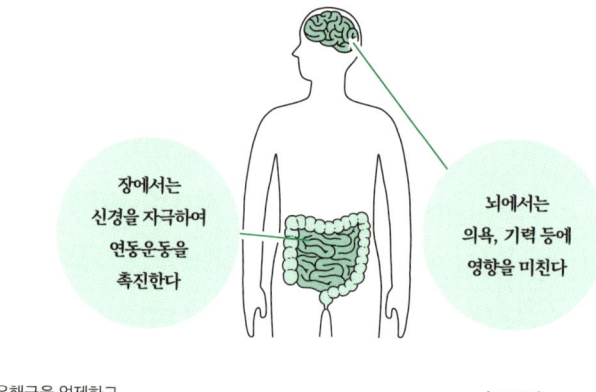

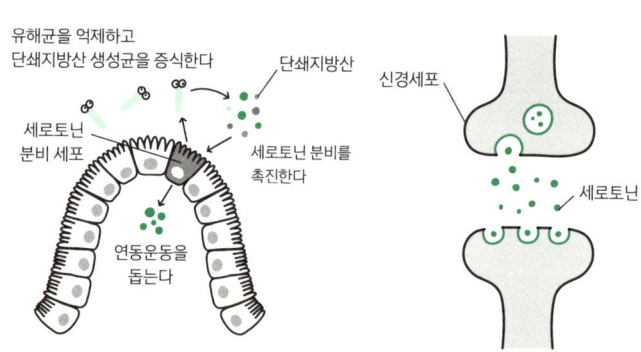

장에서 생성된 세로토닌은 신경세포를 자극하여 연동운동을 촉진하고, 유해균의 유전자 발현을 억제하여 독성을 감소시킨다. 일부 장내 세균은 직접적으로 세로토닌 분비를 촉진하기도 한다.

뇌 내 신경전달물질로 사용되는 세로토닌은 뇌간에 있는 세로토닌 신경에서 생성된다. 뇌의 각성 상태를 조절하고 정신적 안정감을 제공하며, 자율신경 균형 조절과 통증 제어 등의 기능도 한다.

신장병 등의 질환에 영향을 미친다. 이 같은 트립토판의 대사 과정에 장내 세균이 관여할 가능성이 존재한다. 바꿔 말하면 장내 세균에 따라 트립토판이 행복 호르몬인 세로토닌으로 전환되기도 하고, 정신 건강에 해로운 대사물로 바뀔 수도 있다. 트립토판을 많이 섭취한다고 해서 반드시 세로토닌이 증가하는 것은 아니다.

세로토닌은 장에서도 활발히 생성된다. 장의 상피세포에는 100개 중 1개 비율로 세로토닌을 분비하는 세포가 존재한다. 이 세포 분비를 자극하는 요소로는 부티르산·아세트산 같은 단쇄지방산이나 담즙산 대사물 같은 장내 세균 대사산물이 있다. 일부 장내 세균은 장에서 도파민 같은 다른 신경전달물질의 생성을 유도하기도 한다. 세로토닌은 90% 이상이 장에서 생성되는데, 이는 세로토닌이 장의 연동운동을 촉진하는 역할을 하기 때문이다. 장내에서 세로토닌이 대장균 같은 유해균의 독성을 억제할 수 있다는 연구 결과도 있다.

## 뇌의 세로토닌은 뇌에서 생성

장내에서 생성된 세로토닌 중 일부는 혈액을 타고 전신으로 전달되지만, 뇌에는 도달하지 못한다. 뇌의 입구에는 이 물질이 쉽게 침투하지 못하게 막아주는 혈액뇌장벽Blood-Brain Barrier이라는 방어막이 있는데, 장에서 생성된 세로토닌은 그곳을 통과할 수 없다. 따라서 뇌의 세로토닌을 늘리기 위해서는 내부에서 생성이 활발하게 이루어져야 한다.

  뇌에서 세로토닌이 풍부하게 생성된다고 해서 반드시 좋은 것은 아니다. 정신적 안정을 위해서는 일정량 이상의 세로토닌이 필요한데, 이때 '어느 부위에 얼마만큼 세로토닌이 존재하는지'가 중요하다. 뇌의 일부 세포에는 세로토닌을 재흡수하는 통로인 트랜스포터(세로토닌 수송체)가 존재하는데, 지나치게 그 수가 많거나 흡수 능력이 뛰어나면 해당 부위 세로토닌 농도가 떨어질 수 있다. 세로토닌의 생성량이 충분해도 농도가 낮아 효과가 떨어지면, 미주신경의 기능이 저하되어 위장의 기능이 악화하고 장내 세균 환경에도 부정적인 영향을 미칠 수 있다.

  뇌와 장내 세균의 관계에 대해서는 아직 완전히 밝혀지지 않았지만, 최근 장내 세균의 대사물질을 하나하나 정밀하게 분석할 수 있는 고기능 질량분석기가 도입되면서 연구 속도가 가속화되고 있다. 건강한 뇌를 유지하기 위해 어떤 장내 세균을 늘려야 하는지도 조만간 밝혀질지 모른다.

# 7장

## 장이 면역과 깊은 연관이 있는 이유

장관 면역

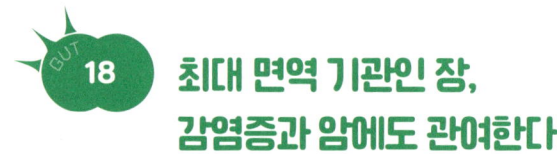
# 최대 면역 기관인 장, 감염증과 암에도 관여한다

흔히 '면역력을 유지하려면 장이 중요하다'고 말한다. 그 이유는 장이 소화와 흡수뿐 아니라 면역에도 깊이 관여하는 장기이기 때문이다.

## 장은 면역 교육이 이루어지는 학교

장이나 장내 세균의 중요성을 이야기할 때 빠뜨려서는 안 되는 것이 '장관 면역'이다. 장을 우리 몸에서 가장 큰 면역 기관이라 하는 이유는 소장에 전신의 면역 세포가 모여드는 '림프 조직'이 있기 때문이다.

장은 매일 먹은 음식이나 공기 중에 떠다니는 미세한 물질 같은 다양한 정보를 받아들인다. 우리 몸의 면역 세포는 소장

## 장이 관여하는 세 가지 면역 기능

많은 면역 세포가 모여드는 장은 인체의 '최대 면역 기관'으로 불리며, 장관 면역이 감염 방어, 알레르기 억제, 암 치료제의 효능 등에도 관여하는 것으로 알려져 있다. 그 과정에서 장내세균도 중요한 역할을 한다.

### 감기나 인플루엔자
### 감염

장내 세균 중에는 이물질을 배출하는 항체 등을 생성하는 능력을 향상하거나, 바이러스 등이 쉽게 체내에 들어오지 못하도록 장벽 기능을 강화하는 역할을 하는 세균도 있다.

### 대장암 등
### 종양(암)

대장암 치료에 사용되는 항암제의 효능은 어떤 장내 세균이 존재하는지에 따라 다를 수 있다. 장내 세균 대사물이 암을 제거하는 면역 반응이나 항암제의 효능에 관여할 가능성도 있다.

### 꽃가루 알레르기나 비염 등
### 알레르기

일부 장내 세균은 알레르기를 일으키는 면역 세포의 균형을 조절한다. 장내 세균 대사물인 부티르산은 알레르기나 과도한 면역 반응을 억제하는 조절 T세포의 증식을 촉진한다.

에 있는 림프 조직을 거쳐 최신 정보를 수집한 후 방어 전략을 세운다. 말하자면 장은 면역 교육이 이루어지는 '학교'와 같다고 할 수 있다. 한편 장은 음식 등에 필요 이상으로 반응하지 않도록 면역을 완화하는 역할도 한다. 이 같은 정교한 면역 조절이 장에서 이루어진다.

장이 관여하는 면역에는 크게 '감염 면역', '알레르기 면역', '암 면역(종양 면역)'의 세 가지가 있다. 각각의 면역 반응에 대해 장내 세균이 어떻게 관여하는지 살펴보자.

### ///// 면역 억제 세포를 늘리는 장내 세균

최근 장내 세균과 면역의 관계와 관련해 2013년 도쿄대학과 게이오대학의 공동 연구팀이 진행한 연구가 큰 관심을 끌었다. 이 연구에서 장내 세균이 조절 T세포의 발현을 유도한다는 사실이 발견되었다.

조절 T세포는 과도한 면역 반응을 억제하는 역할을 담당하는 면역 세포의 일종이다. 흉선에서 생성되는 '내재성 조절 T세포'와 항원에 반응하여 미분화 T세포에서 분화된 '유도성 조절 T세포'가 있다. 두 가지 모두 과도한 면역 반응으로 인한 염증 악화와 알레르기 발병을 억제하는 '면역 억제 세포'라고 할 수 있다. 이런 면역 억제 세포의 존재 가능성은 이전부터 제기되어 왔지만, 오사카대학 사카구치 시몬坂口志文 교수의 발견으로 그 존재가 입증되면서 큰 주목을 받았다.

그 후 대장에 국한하여 염증을 일으키는 궤양성 대장염과 소화관 전체에 염증을 일으키는 크론병 등 치료가 어려운 염증성 장 질환 환자는 정상인에 비해 조절 T세포가 적다는 점이 밝혀졌다. 이에 조절 T세포를 증식시킬 수 있다면, 비정상적인 면역 반응을 억제하고 대장염·알레르기 질환·자가면역 질환 등의 치료에 도움이 될 수 있다는 가설을 검증하는 연구가 진행되었다. 이 과정에서 장내 세균이 미분화 T세포의 조절 T세포로의 분화를 촉진할 수 있다는 점이 밝혀졌다.

그렇다면 어떤 장내 세균이 있으면 조절 T세포가 증가하는 걸까? 연구팀은 건강한 사람의 장내 세균을 배양하여 쥐에게 투여한 후 미분화 T세포의 조절 T세포로의 분화 유도 능력이 뛰어난 세균을 선별하는 실험을 반복했다. 그 결과 인간의 대장에 있는 17종의 장내 세균 조합이 조절 T세포 증식에 기여한다는 점을 발견했다.[1] 여기서 균종을 더 좁혀가면, 어떤 조합이든 조절 T세포로의 분화를 유도하는 능력이 떨어졌다. 미분화 T세포의 조절 T세포로의 분화가 활발하게 일어나기 위해서는 17종의 균이 복합적으로 작용하는 혼합물 상태여야 하는 것으로 보인다.

이 발견은 기존 치료법으로는 좀처럼 효과를 얻기 어려운 염증성 장 질환 치료를 비약적으로 발전시킬 것으로 기대되면서 세계적으로 주목을 받았다. 현재 세균 혼합물을 대장염 치료제로 사용할 수 있는 '마이크로바이옴 의약품' 개발이 진행되고 있다.

흥미롭게도 17종의 균은 모두 클로스트리디움*Clostridium*속이었으며, 건강한 사람과 비교해 염증성 장 질환 환자의 장내에는 이 균이 적다는 사실이 확인되었다. 클로스트리디움속 균은 인간과 동물의 장을 비롯해 토양 등 다양한 환경에 서식하며, 장내에서 당류를 대사하여 단쇄지방산의 일종인 아세트산과 부티르산을 생성한다.

아세트산과 부티르산은 장 상피세포의 증식을 촉진하고 보호하는 기능을 한다. 부티르산은 장내에서 미분화 T세포의 조절 T세포로의 분화를 촉진한다는 점이 동물 실험 등을 통해 밝혀졌다.[2] 부티르산의 면역 기능은 여기서 그치지 않는다. 부티르산은 외부에서 유입된 바이러스나 세균을 찾아 먹어 치우는 대식세포(마크로파지)로, 자연 면역계 세포의 분화에도 영향을 미쳐 장내 항균 활성을 높이는 작용을 한다.[3] 최

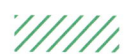

## 조절 T세포는 브레이크 역할을 하는 면역 세포

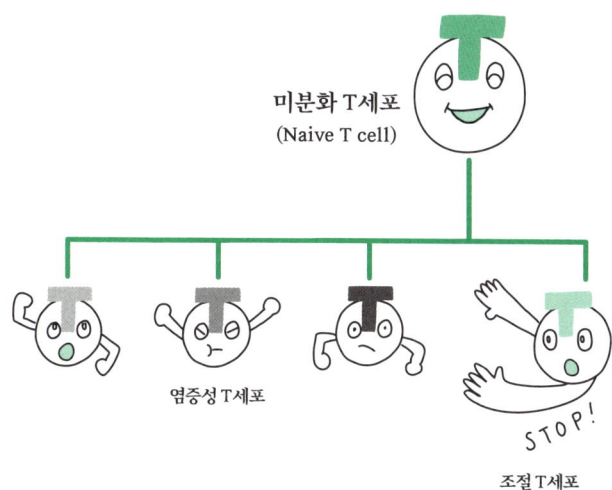

알레르기나 관절염 등 자가면역 질환은 면역 세포의 균형이 깨지거나 과도한 반응으로 발생하는 잘못된 면역 반응이다. 미분화된 T세포가 여러 종류의 T세포로 분화하는 것 중 하나인 조절 T세포는 이를 조절해 주는 기능을 한다.

근에는 장내 세균이 지금까지 생각했던 것보다 훨씬 더 광범위하게 면역에 영향을 미치는 존재일 수 있다는 가능성이 제기되고 있다.

장내 세균 혼합물이 의약품으로 개발된다면, 이는 획기적인 발견이 될 것이다. 현재 장내 세균총의 이상으로 발생한 대장염 치료를 위해 건강한 사람의 장내 세균을 통째로 이식하는 분변 이식법이 개발되었다. 그러나 이 방법은 다른 질병을 유발할 수 있는 유해균도 함께 이식할 위험이 있다. 17종의 장내 세균 혼합물처럼 특정 기능을 유도하는 균만을 선별하여 이식할 수 있다면, 위험을 최소화할 수 있을 것이다.

장내 세균과 조절 T세포의 관계가 밝혀진 지 10년 가까이 지났지만, 의료 현장에서 실용화는 더디게 진행되고 있다. 그럼에도 불구하고 질병의 원인인 염증을 제어하는 면역 원리를 규명하는 일은 꾸준히 이어지고 있다.

첫 번째는 조절 T세포의 종류가 규명되었다. 조절 T세포도 표적 장기에 따라 각기 다른 특징을 보인다. 궤양성 대장염이나 크론병 같은 장 질환의 경우 장에 특화된 조절 T세포를 유도해야 한다. 최근 T세포에 존재하는 사이토카인Cytokine 수용체인 인터루킨-23 수용체IL-23R가 그런 장 질환을 표적으로 하는 조절 T세포를 유도하는 데 관여할 가능성이 제기되었다.

T세포는 질병 등의 원인 물질을 공격하는 면역 세포이고, 사이토카인은 그런 정보를 전달하는 생리활성물질이다.

　염증은 T세포 등 면역 세포의 공격으로 발생하는 면역 반응으로, T세포가 염증을 일으키도록 유도하는 것이 인터루킨-23이라는 사이토카인이다. 말하자면 '염증 물질'인 것이다. 장에 염증이 생기면, 그곳에 T세포가 쌓여 염증이 악화한다. 이때 같은 수용체를 발현시킨, 염증 억제 작용을 하는 조절 T세포를 유전자 편집 기술을 활용해 대량 생성하여 투여하면, 염증을 일으키는 T세포와 조절 T세포의 수용체가 결합하여 염증 반응을 억제할 수 있다.

　두 번째는 조절 T세포가 유도된 후 염증이 재발하지 않도록 상태를 유지하는 원리가 밝혀졌다. 이 과정에는 장내 세균의 자극뿐 아니라 뇌의 지시도 필요하다. 개별 장기에서 발생한 염증 반응의 신호가 미주신경을 통해 뇌의 연수로 전달되면, 뇌는 다시 미주신경을 통해 염증을 억제하는 신호를 보낸다. 즉 뇌와 장 사이에 염증을 조절하는 신경 회로가 작동한다는 사실이 확인된 것이다.[4]

---

● 　인체의 방어 체계를 제어하고 자극하는 신호 전달 물질로 사용되는 당단백질을 의미한다.

## //// 코로나19도 독감도 장이 중요한 매개체

장내 세균과 가장 밀접한 연관이 있는 요소는 역시 감염병에 대한 면역, 즉 '감염 면역'이다. 특히 신종 코로나바이러스 감염증COVID-19(코로나19)에 걸려 중증으로 진행되거나 사망에 이르는 사람이 급증하면서 감염 면역과 관련해 장이나 장내 세균의 역할이 재조명되고 있다. 이는 장이 병원균이나 바이러스의 최대 침입 경로이기 때문이다.

코로나19는 목이 붓거나 폐에 염증이 생기는 호흡기 질환으로, 바이러스의 침입 경로는 주로 코나 입, 기도로 알려져 있다. 하지만 장도 신종 코로나바이러스의 중요한 침입 경로가 될 수 있다. 신종 코로나바이러스가 세포에 침투할 때 관문이 되는 것은 세포 표면의 안지오텐신 전환 효소 2ACE2 수용체다. 바이러스가 여기에 결합하면 세포 내부로 들어갈 수 있는 문이 열리는데, 이 수용체는 폐 상피뿐 아니라 소장의 흡수 상피에서도 다량 발현되는 것으로 확인되었다. 수용체는 받아들이는 대상이 많을수록 그만큼 발현량이 증가하므로 장역시 신종 코로나바이러스 침입에 취약한 환경이 될 수 있다. 특히 소장은 위나 대장보다 상피 표면의 점액층이 얇아 외부 바이러스가 침투하기 쉽다.

실제로 코로나19 감염자의 배설물과 화장실 주변에서 다량의 바이러스가 검출되었다는 조사 결과도 발표되었는데, 이는 장내에 신종 코로나바이러스가 증식했음을 시사한다. 코로나19 팬데믹 당시 화장실에서 물을 내릴 때 변기 뚜껑을 닫도록 권장한 이유도 배설물에 포함된 바이러스가 공기 중으로 퍼지는 것을 막기 위함이었다. 피부에 부착된 신종 코로나바이러스는 9시간 이상 생존할 수 있으며, 그것이 입으로 들어가 감염이 확산할 가능성이 있기 때문이다. 이는 독감 바이러스도 마찬가지다.

독감 등의 감염 속도가 빠른 것은 그동안 아무도 의식하지 못했던 분변 속 바이러스 흩날림 때문이었다. 우리 교토부립대학 연구팀은 이 점을 밝혀내고 '감염 예방의 핵심은 손 씻기!'라고 강조한 바 있다.

대장 내시경을 활용한 연구에서 장내에 독감 바이러스가 존재한다는 사실이 밝혀진 후 화장실이 바이러스 전파의 중요한 매개체가 될 수 있다는 생각에 이르렀다.[5] 바이러스는 체내로 침투할 수 있다면 호흡기이든 소화관이든 경로는 중요하지 않다. 소화관을 통해 감염되어도 폐렴 등 호흡기 증상이 나타날 수 있다. 신종 코로나바이러스를 위에 직접 투여한 원숭이 실험에서도 폐렴이 발생하는 사례가 확인되었다.

## ///// 싸여 있는 바이러스는 위산으로 죽지 않아

입으로 들어온 바이러스는 위산이나 담즙산에 의해 사멸된다고 생각하기 쉽다. 조사 결과 바이러스가 점액이나 타액에 싸여 있으면 위산이나 담즙산의 영향을 받기 어렵다는 사실이 밝혀졌다.[6] 바이러스가 점액 등에 싸여 있는 상태라면 살아있는 채로 장에 도달해 세포에 침투해 증식할 수도 있다. 적어도 신종 코로나바이러스의 경우 장이 증식 기지가 되었을 가능성도 있다.

그렇다면 코로나19의 중증화나 사망률에 장내 세균이 연관이 있을까? 장내 세균과 코로나19의 중증화 및 후유증을 주제로 다수의 연구 결과가 발표되었다. 신종 코로나바이러스에 감염된 사람은 장내 세균총의 균형이 무너지고, 그 정도가 심할수록 중증화되기 쉬우며, 중증도가 높을수록 장내 유익균인 단쇄지방산 생성균도 감소한다.[7]

해외 연구에서도 신종 코로나바이러스에 감염되어 다양한 증상이 지속된 중증 환자의 장에는 피칼리박테리움속이나 로제부리아속 같은 단쇄지방산 생성균이 적다는 사실이 밝혀졌다.[8] 이 연구에서는 코로나19에 걸린 이후 몇 개월이 지나도 피로감과 호흡 곤란, 머리가 멍한 느낌(브레인 포그) 등의 증상이 지속되는 만성 코로나19 증후군Long COVID 역시 장내 세균총의 불균형과 연관이 있을 가능성이 제기되었다. 실제로 환자의 장내 세균 다양성이 감소하고, 유익균의 수가 현저히 적은 것으로 보고되었다.

도쿄대학 나가타 나오요시永田尚義 교수 연구팀은 일본인 신종 코로나바이러스 감염자의 장내 세균총과 대사산물, 중증도 등에 관한 대규모 데이터를 분석해 감염자에게 독특한 장내 환경 변화가 감지되었으며, 그것이 과도한 면역 반응과 관련되어 있음을 밝혀냈다.

같은 일본인이라도 바이러스에 대한 감수성이나 신종 코로나바이러스 감염에 따른 합병증 발병 위험에는 차이가 있는데, 이는 개인별 장내 환경의 차이에 기인할 수 있다. 예를 들어 빌로필라 와즈워시아Bilophila wadsworthia균이 적은 사람은 혈전이 생기기 쉬우며, 실제로 감염 후 심근경색이나 혈전증 등의 심혈관 질환 발병률이 증가한 것으로 나타났다. 그 작용 기전의 일부에는 이 세균에 의해 생성되는 단쇄지방산, 특히 아세트산의 생성이 관여하는 것으로 나타났다.[9]

그렇다면 장내 세균의 차이는 어떻게 증상의 경중과 후유증에 영향을 미칠까? 증상이 심해져 폐렴이 발생하거나, 면역 세포가 감염된 세포뿐 아니라 정상 조직까지 공격하는 사이토카인 폭풍Cytokine Storm 등이 나타난 배경에는 면역 시스템의 과잉 반응이 존재할 가능성이 크다. 이런 과잉 반응을 제어하지 못한 이유는 조절 T세포가 기능 장애를 일으켰기 때문일 수 있다. 앞서 설명했듯이, 단쇄지방산인 부티르산은 조절 T세포를 증식하는 촉매제 역할을 하므로 장내 부티르산의 부족이 코로나19 중증화에 영향을 미친 요인 중 하나일 수 있다.

  나고야대학 연구팀은 장내 세균총의 패턴, 즉 장유형에 따라 신종 코로나바이러스 감염 이후 사망률에 차이가 있다는 연구 결과를 발표했다. 다섯 가지 장유형을 분석한 결과, 콜린셀라Collinsella속이라는 이차 담즙산 생성균이 적을수록 사망률이 높게 나타났다.[10] 콜린셀라속 균이 생성하는 우르소데옥시콜산이라는 이차 담즙산은 장내에서 신종 코로나바이러스가 세포 표면의 수용체에 결합하는 것을 억제하는 작용을 하므로 바이러스 증식을 예방하는 효과도 기대할 수 있다.

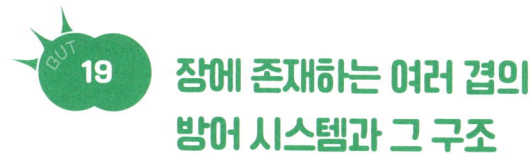

## 장에 존재하는 여러 겹의 방어 시스템과 그 구조

장은 왜 면역과 깊은 연관이 있을까? 기본적으로 장은 우리가 식사로 섭취한 외부의 다양한 물질이 들어오는 주요 통로이기 때문에 여러 겹의 방어 시스템을 갖추고 있다. 소장에는 전신의 면역 세포가 정보 수집을 위해 모여드는 파이어 반Peyer's patch이라는 림프 조직이 있다.

장의 방어 시스템 중 하나는 소장 상피세포의 일종인 파네스 세포Paneth cell다. 이 세포는 항균 작용을 하는 펩타이드를 분비해 외부에서 유입된 유해 미생물을 선택적으로 제거해 준다. 흥미롭게도 이 항균 펩타이드는 비피두스균이나 유산균처럼 무해한 균에는 효과가 없다.

또 다른 방어 시스템은 장 내부를 덮고 있는 점막의 장벽 기능이다. 장 내부는 입에서부터 이어지는 점막으로 덮여 있으며, 점막 표면은 이물질의 침입을 막기 위해 점액으로 보호되어 있다. 이 점액층에는 면역글로불린 A라는 항체가 존재하여, 외부에서 유입되는 병원체를 포착하고 침입을 차단하는 방어의 최전선 역할을 한다.

점막 표면의 점액과 면역글로불린 A의 분비에는 장내 세균이 관여한다. 예를 들어 비피두스균이 생성하는 아세트산은 장 상피세포에서 점액 분비를 촉진한다. 부티르산은 장 상피세포의 에너지원으로 사용되어 세포 간 결합을 촉진한다. 일부 유산균과 비피두스균은 점막 표면의 면역글로불린 A나 백신 접종 시 항체 생산 능력을 증진하는 작용을 한다.

장관 면역의 놀라운 점은 방어 기능이 장에만 국한되지 않는다는 것이다. 바이러스나 이물질이 항상 장을 통해서만 침입하는 것은 아니다. 코와 입, 눈 등의 점막이나 손상된 피부를 통해서도 체내로 유입될 수 있다. 이처럼 장과는 다른 부위의 점막에서 면역글로불린 A 같은 항체 반응이 일어나면, 전신의 장관 면역계가 활성화되어 면역 반응을 강화한다. 다시 말해 장은 단순한 소화기관이 아니라 우리 몸 전체의 방어 기능을 제어하는 기관이라 해도 과언이 아니다.

## 외부와의 접점은 입, 코, 장

점막으로 덮여 있는 입과 코, 장 같은 소화관은 이물질이 침입하기 쉬운 곳이다. 물론 이물질이 쉽게 침입하지 못하도록 점액이 점막 표면을 덮고 있다. 장에는 이물질이 체내에 쉽게 침입하지 못하도록 상피세포와 점액이 방어선을 형성하고, 상피세포 중 하나인 파네스 세포가 항균 펩타이드를 분비해 유해균을 제거한다. 전신의 면역 세포가 정보 수집을 위해 모여드는 파이어 반이라는 림프 조직도 갖추고 있다.

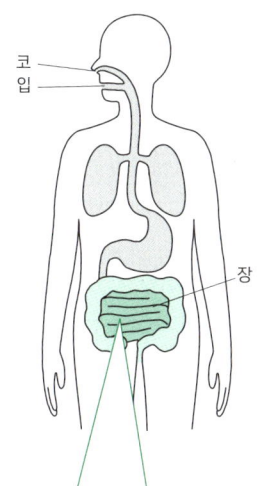

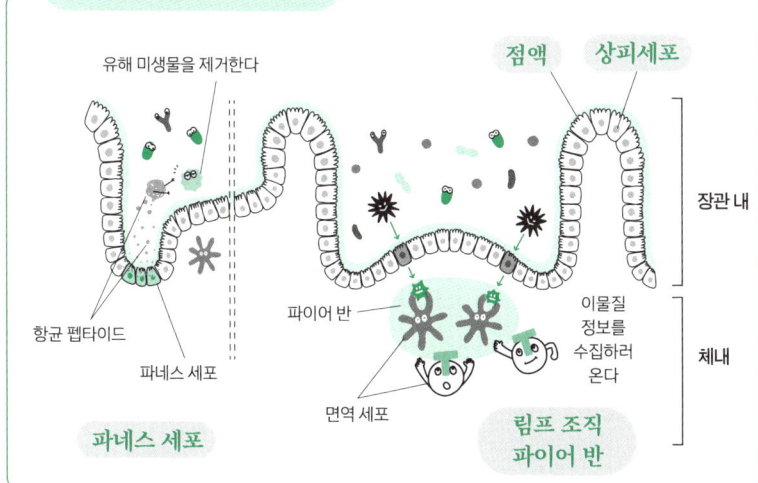

## ///// 장내 세균에 따라 항암제 효과도 차이

 암 면역에 있어 장내 세균은 어떤 영향을 미칠까? 최근 들어 장내 세균이 항암제의 효과를 높이는 데 중요한 역할을 한다는 연구가 활발히 진행되고 있다. 암 면역에 대한 연구가 진행되면서 '면역관문억제제Immune Checkpoint Inhibitor'라는 새로운 항암제가 주목받고 있다. 이 약물은 암에 의해 억제된 면역 반응을 회복시키는 작용을 한다. '옵디보Opdivo'라는 약물 이름을 들어본 적이 있을 것이다. 일본에서 개발된 옵디보는 차세대 항암제로 주목받고 있는 약물이다. 이런 면역관문억제제의 효과를 결정짓는 중요한 변수 중 하나가 바로 장내 세균이다.

 암세포 중에는 면역 세포의 공격을 피하려고 다양한 공격 억제 분자Checkpoint를 생성하는 것이 있다. 면역관문억제제는 이런 억제 분자의 작용을 차단하여 면역 세포가 다시 암세포를 인식하고 공격할 수 있도록 유도하는 기능을 한다. 이 약물의 등장으로 암이 상당히 진행된 환자도 장기 생존하는 사례가 늘고 있다.

 한편으로 이 약물이 전혀 효과가 없는 사례도 나타나 그 원인을 밝히기 위한 연구가 활발히 이루어지고 있다. 연구자들은 효과가 있는 사람과 없는 사람의 차이가 '장내 세균'에 있을 가능성에 주목하고 있다. 실제로 식습관이나 장내 환경을 바꾸는 것만으로도 치료 효과가 달라질 수 있다는 연구 결과가 전 세계적으로 발표되고 있다.

이와 관련해 게이오대학 혼다 켄야本田賢也 교수 연구팀은 장염 억제에 관여하는 17종의 장내 세균을 연구하고 있다. 최근 건강한 사람의 장에서 채취한 11종의 세균 조합이 암 면역에 중요한 면역 세포 증식을 유도하여 결과적으로 면역관문억제제의 효과를 높인다는 연구 결과를 발표했다.[11]

2022년에는 CBM588이라는 장내 세균 유래 생균제에 대해서도 유사한 연구 결과가 발표되었다.[12] CBM588은 부티르산 생성균인 클로스트리디움속 세균을 함유한 약물이다. 해외에서 실시된 전향적 비교 시험에서 면역관문억제제에 CBM588을 병용한 그룹이 위약을 병용한 그룹에 비해 항종양 효과가 뚜렷하게 증가하고 생존 기간이 유의미하게 연장된 것으로 나타났다. 이런 결과는 장내 세균이 암 치료에 직접적인 영향을 줄 수 있다는 점에서 많은 임상의에게 깊은 인상을 남겼다.

사실 지금까지 비피두스균이 항암제의 치료 효과를 증대한다는 연구 결과는 발표되었지만, CBM588은 부티르산 생성균으로 암 면역에 어떤 방식으로 작용하는지 그 작용 기전이 아직 명확하게 밝혀지지 않았다. 기초 연구에서는 생성된 부티르산이 면역 세포 공장으로 불리는 골수에 작용하여, 골수 세포에서 만들어져 암 면역을 억제하는 역할을 하는 '악성 면역 세포'의 동원을 억제할 수 있다는 가설도 제기되었다.

다만 CBM588을 복용하면 세균이 장내에 장기간 머무르지 못하기 때문에 지속적인 효과를 얻으려면 꾸준히 복용해야 한다는 점은 과제로 남아있다.

한편 시험관 수준의 연구에서는 스페르미딘이라는 성분을 보충할 경우, 노화로 인해 기능이 떨어진 면역 세포의 암 공격력을 강화할 수 있다는 사실이 확인되었다. 암세포를 직접 공격하는 T세포는 나이 들수록 기능이 저하하는데, 스페르미딘은 미토콘드리아 기능을 개선해 노화된 T세포의 재생 rejuvenation을 도울 수 있다.[13]

스페르미딘은 2장에서 소개한 항노화 물질인 폴리아민의 일종으로, 일부 장내 세균의 대사산물로 생성된다. 세포의 생존과 증식에 필요한 에너지를 생산하는 미토콘드리아 기능 유지에 필수적인 성분이다. 그러나 노화에 따라 체내 스페르미딘 양이 줄어들면, 면역 세포의 기능 저하와 함께 항암 치료제의 효과도 떨어지는 것으로 알려져 있다.

세포 재생을 돕는 스페르미딘과 장내 세균의 연관성은 장내 세균 중 스페르미딘을 다량 생성하는 균이 있다는 점에서 찾을 수 있다. 스페르미딘은 낫토와 같은 발효 식품에도 풍부하게 함유되어 있어, 이런 식품을 섭취하는 것만으로도 일정 수준의 효과를 기대할 수 있다.

　한편 장내에 아커만시아균이 적을수록 면역관문억제제의 효과가 떨어진다는 연구 결과도 있다. 이처럼 장내 세균과 그 대사물질을 식품이나 생균제를 통해 섭취하는 것만으로도 암 발병 위험을 낮추고 암 치료제 효과를 높일 수 있다는 가능성이 제기되고 있다. 이런 연구들이 다루는 주제가 더 명확히 밝혀진다면, 단순히 식습관을 개선하는 것만으로도 암을 예방하고 치료 효과를 높일 수 있는 날이 올지도 모른다.

## 장관 면역을 유지하려면

　장관 면역 기능을 강화하는 방법에는 무엇이 있을까? 가장 간단하면서도 효과적인 방법은 장내 세균이 에너지원으로 활용할 수 있는 발효성 식이섬유를 충분히 섭취하는 것이다.

　자세한 내용은 9장에서 다루겠지만, 발효성 식이섬유는 주로 물에 잘 녹는 수용성 식이섬유가 해당되며 일부 불용성 식이섬유도 장내 세균이 활용할 수 있다. 발효성 식이섬유가 풍부한 식재료로는 보리와 귀리 같은 잡곡, 통밀가루 같은 정제되지 않은 곡물, 콩류, 뿌리채소를 비롯한 다양한 채소가 있다. 식이섬유를 꾸준히 섭취하면 비피두스균이나 유산균, 부티르산 생성균의 증식을 촉진할 수 있다.

식사를 통해 식이섬유를 충분히 섭취하는 사람은 암 면역관문억제제의 효과가 뛰어나다는 연구 결과도 있다. 2021년, 미국 연구팀이 면역관문억제제를 사용하는 암 환자들을 대상으로 식이섬유 섭취량과 생존율의 관계를 조사한 결과, 하루 20g 이상의 식이섬유를 섭취한 환자들의 생존율이 더 높게 나타났다.[14]

이 연구에서는 생존율뿐만 아니라 쥐 실험으로 약물 효능도 분석했는데, 식이섬유가 암을 공격하는 면역 세포의 활동을 촉진하는 것으로 확인되었다. 연구팀은 "식이섬유 섭취가 장내 세균총의 변화를 유도하며, 이런 변화가 종양을 공격하는 면역 기전에 중요한 역할을 할 가능성이 있다"고 설명했다.

다만 같은 식재료를 반복적으로 섭취하기보다 다양한 식품에서 여러 종류의 식이섬유를 섭취하는 것이 장내 세균의 다양성을 높이는 데 유리하다. 면역 기능 유지와 면역 세포 활성에는 비타민과 미네랄도 중요한 역할을 하므로, 특정 식재료에만 치우치지 않고 균형 잡힌 식단을 유지하는 것이 무엇보다 중요하다.

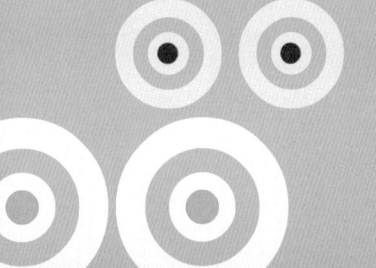

8장

# 변비가 있으면 대장암 위험이 높다?

변비, 대장암과 장내 세균

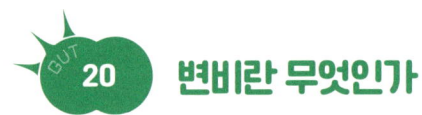

# 변비란 무엇인가

우리가 장에 대해 가장 친숙하게 느끼고 의식하게 되는 순간은 배변을 할 때일 것이다. 특히 여성의 경우 변비로 고민하는 사람이 적지 않다. 한 설문조사에 따르면, 성인의 약 30%, 여성 중 37.5%가 '변비가 있다'고 답한 것으로 나타났다.[1]

## 사흘에 한 번 배변해도 편안하다면

애초에 변비란 어떤 상태를 말하는 것일까? 사람들은 흔히 매일 대변을 제대로 보지 못하면 변비라고 생각한다. 실제로 예전에는 3일 이상 배변이 없는 상태를 변비로 정의했다. 하지만 매일 배변을 해도 매번 힘을 줘야 하거나 잔변감이 있다면 변비일 수 있고, 반대로 사흘에 한 번이라도 쾌변을 한다면 건강한 상태일 수 있다.

일본소화관학회에서 발행한 『변통이상증 진료 가이드라인 2023: 만성 변비증便通異常症診療ガイドライン2023―慢性便秘症』에서는 변비를 "본래 배설되어야 할 대변이 대장 내에 정체되어 토끼똥 모양의 변이나 단단한 변을 보거나, 배변 횟수가 감소하거나, 배변 시 과도하게 힘을 주거나, 잔변감·직장과 항문 폐쇄감·배변 곤란감 등을 동반하는 상태"로 정의한다. 또한 "만성적으로 변비가 지속되어 일상생활에 지장이 있거나 신체에 다양한 문제를 유발할 수 있는 상태"를 만성 변비증으로 규정한다.

그렇다면 변비와 장내 세균은 어떤 관계가 있을까? 장 건강에 도움을 주는 유산균 제제나 기능성 요구르트가 꾸준히 판매되는 이유는 많은 사람이 변비와 장내 세균이 관련이 있다고 생각하기 때문일 것이다. 하지만 얼핏 친숙해 보이는 변비와 장내 세균, 질병 사이의 관계는 아직 명확히 밝혀지지 않은 부분이 많다.

그 이유는 '변비'라고 해도 사람마다 원인이 다르기 때문이다. 여행 등으로 환경이 바뀌거나 긴장해서 일시적으로 장운동이 저하되는 경우, 다이어트로 식사량이 줄어 대변의 재료가 감소한 경우, 운동이나 수분이 부족한 경우, 노화로 장운동이 저하한 경우, 약물 부작용이 발생한 경우 등 다양한 원인이 존재한다. 다양한 원인만큼 증상도 제각각 다르고, 그에 맞는 대처 방법에도 차이가 있을 수밖에 없으므로 변비와 특정 질병 사이의 관계는 일반화하기 어렵다.

그럼에도 불구하고 대변의 상태와 장내 세균 사이에는 어느 정도 연관성이 존재할 가능성이 있다. 변비 진단에 사용되는 국제 기준인 브리스톨 대변 척도BSS, Bristol Stool Scale를 바탕으로 변의 모양과 함유된 장내 세균의 관계를 분석했다. 그 결과 남성의 경우 무른 변(유형 6)을 보는 사람은 치주 병균인 푸소박테리움속과 빌로필라속의 세균이 많았고, 단단한 변(유형 1, 2)을 보는 사람은 오실로스피라Oscillospira속의 세균이 많이 검출되었다. 여성의 경우에는 단단한 변을 보는 사람은 캄필로박터Campylobacter, SMB53, 투리시박터Turicibacter라는 세균이 많았다.[2]

이 같은 장내 세균총의 차이가 변에 어떤 영향을 미치는지는 아직 명확히 밝혀지지 않았다. 다만 변의 성질이나 장의 움직임, 불편감 등에 영향을 미치는 것은 장내 세균 자체가 아니라 장내 세균의 대사산물일 가능성이 높다.

## 변비 진단에서 중요한 것은 배변 횟수가 아니라 상태

일본소화관학회에서 발행한 『변통이상증 진료 가이드라인 2023: 만성 변비증』에서는 '변비'를 단순히 변이 나오지 않는 상태가 아니라, 편안하게 배변할 수 없어서 발생하는 불쾌감이나 잔변감, 직장 항문 폐쇄감, 배변 곤란감 등을 포함한다고 정의한다. 또한 만성적으로 변비가 지속되어 일상생활에 지장이 있거나 신체에 다양한 문제를 유발할 수 있는 상태를 '만성 변비증'으로 규정한다.

### 쾌변을 좌우하는 대변의 성질과 형태
### 브리스톨 대변 척도(BSS)

| | | |
|---|---|---|
| 단단한 변 | 유형 1 | 딱딱한 토끼똥 모양의 변 |
| | 유형 2 | 딱딱한 변 |
| | 유형 3 | 표면에 균열이 있는 약간 딱딱한 변 |
| 정상 변 | 유형 4 | 표면이 매끄러운 일반적인 변 |
| | 유형 5 | 반쯤 고체인 약간 부드러운 변 |
| 무른 변 | 유형 6 | 형태가 흐트러진 부드러운 변 |
| | 유형 7 | 물처럼 묽은 변 |

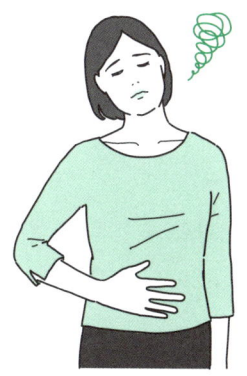

영국 브리스톨왕립진료소에서 대변의 형태를 일곱 가지 범주로 분류한 의료 진단 도구다. 대변의 좋고 나쁨을 측정하는 척도로 진단 및 질병 치료 효과를 평가하는 데 사용된다.

## 변비가 있으면 피부가 거칠어지는 이유

변비와 질병의 연관성에 대해 궁금해하는 사람이 많을 것이다. 배변이 원활하지 않아 변이 소화관에 머무는 시간이 길어지면, 변과 함께 배출되어야 할 부패 물질이 체내에 흡수되어 악영향을 미칠 수 있다.

예를 들어 단백질에 포함된 트립토판과 티로신, 카르니틴, 콜린 등이 장내 세균에 의해 대사되면, 인돌이나 파라크레졸, 트라이메틸아민 같은 부패 물질이 생성된다. 이들은 원래 변과 함께 배출되지만, 변비로 인해 장시간 장내에 머물면 장관을 통해 체내로 흡수된다. 이후 간에서 추가 대사 과정을 거쳐 산화 스트레스를 유발하거나 섬유화 및 염증을 일으켜 조직의 노화를 촉진하는 인독실 황산염Indoxyl Sulfate, 3장에서 언급한 동맥경화를 유발하는 성분인 트라이메틸아민 옥사이드로 변환된다.

우리 몸은 본래 해독 기능이 있어 체내에 약간의 유해 물질이 생성되어도 신장에서 여과되어 소변과 함께 배출된다. 그러나 나이가 들어 신장 기능이 저하되면, 유독 물질이 원활하게 배출되지 않아 혈중 농도가 높아지면서 온몸으로 퍼져 장기와 신경, 혈관 등에 악영향을 미치는 악순환에 빠지게 된다.

쉽게 말해 변비가 반복되면 신장이나 간, 심혈관 등에 악영향을 미칠 수 있다.

역학 조사에서도 변비가 있는 사람은 그렇지 않은 사람에 비해 만성 신장병CKD의 발병 위험이 큰 것으로 나타났다.[3] 약물로 변비를 개선하면 신장 질환의 진행을 억제할 수 있다는 연구 결과도 있다. 다만 마른 체형으로 신장 기능이 저하된 사람은 약국에서 판매되는 산화마그네슘 제제를 과다 복용하면, 신장 기능이 악화하여 심장 질환의 발병 위험에 노출될 수 있으므로 변비 치료 시 반드시 의사와 상담해야 한다.

일본에서는 이런 부패 물질이 피부 트러블의 원인일 수 있다는 연구 결과도 발표되었다. 일본야쿠르트가 2009년에 발표한 동물 실험 결과에 따르면, 피부에서 장내 세균 대사산물인 페놀과 파라크레졸이 검출되었으며, 혈중 페놀류 농도가 높으면 피부가 노랗게 변하고 각질 세포가 작아지는 현상이 관찰되었다.[4] 이는 혈중에 페놀류가 증가하면서 피부 각질 세포 형성 과정에 장애가 발생해 표피의 각화가 정상적으로 이루어지지 않았기 때문으로 보인다. 변비가 있으면 피부가 거칠어지기 쉬운 이유는 이런 장내 부패 물질의 축적이 피부에 직접적인 영향을 미치기 때문일 수 있다.

하지만 변비가 있다고 해서 비관할 필요는 없다. 연구팀은 인체 실험에서 프로바이오틱스를 투여한 결과, 혈중 페놀 수치가 감소하고 표피의 각질이 정상적으로 형성되며 피부 수분이 유지되는 효과를 확인했다.[5] 장내 세균을 조절함으로써 변비로 인한 피해를 줄일 수 있다는 가능성이 제기된 것이다.

사람들은 흔히 변비가 대장암 발병 위험을 높인다고 생각한다. 그러나 현재까지 변비와 대장암 발병 위험 사이 명확한 연관성은 발견되지 않았다. 변비와 대장암 발병 위험의 연관성을 보여주는 몇몇 연구 결과가 존재하지만, 일본국립암연구센터는 '다목적 코호트 연구JPHC Study'에서 배변 횟수와 대장암 사이에는 연관성이 없다고 결론을 내렸다.

영국 연구자들이 2013년 발표한 여러 연구를 종합 분석한 메타분석에서도[6] 변비와 대장암 사이 연관성을 입증할 만한 근거는 발견되지 않았다. 현시점에서 말할 수 있는 것은, 만성 변비인 사람은 그렇지 않은 사람에 비해 10년 후, 15년 후 생존율이 유의미하게 낮다는 점이다.[7] 만성 신장병·급성 심근경색 등의 질병과 파킨슨병 같은 신경 퇴행성 질환의 발병 위험도 큰 것으로 나타났다.

도호쿠대학이 미야기현 오사키보건소 관내 국민건강보험 가입자를 대상으로 실시한 관찰 연구에 따르면, 배변 빈도가 적은 사람은 하루 한 번 배변하는 사람에 비해 순환기 질환으

로 인한 사망 위험이 높은 것으로 밝혀졌다.[8]

나이 들수록 근육량과 근력이 저하하는 질병인 근감소증, 노화에 따른 체력 및 기력 저하로 인한 허약 상태인 '노쇠'와 변비의 연관성에 관한 연구도 시작되었다. '침상에 자리보전하기 직전 상태'라고 할 수 있는 노쇠는 건강한 장수를 위해 대책 마련이 시급하며 다른 질병과 마찬가지로 조기 발견과 예방이 필요하다.

미국에 거주하는 60세 이상 고령자 4천231명을 대상으로 만성 변비와 노쇠의 상관관계를 횡단 연구•를 통해 분석했다. 그 결과 노쇠와 배변 횟수(만성 변비·설사 등) 사이에는 부정적인 연관성이 관찰되었으며, 배변 횟수가 주 10회인 고령자가 가장 노쇠하지 않은 것으로 나타났다.[9]

종합 진료 과정에 입원한 성인 환자 556명을 대상으로 실시한 전향적 연구에서도 변비 유병률이 55.6%로 일반적인 수치보다 높았으며, 변비 환자 대부분이 고령이고 노쇠 지수가 높은 것으로 나타났다. 이는 변비 증상이 노쇠 위험 요인이 될 수 있음을 시사한다. 단순히 변비라고는 하지만, 가볍게 넘길

---

• Cross-sectional Study. 특정 시점에서 수집한 데이터를 바탕으로 분석하는 연구 방법이다. 다양한 변수 간의 연관성을 파악하거나 특정 집단의 특성을 기술하는 데 유용하지만, 시간적 변화나 인과관계를 설명하는 데에는 한계가 있다.

 ## 나이 들수록 변비가 늘어나는 이유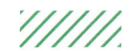

나이 들수록 변비가 증가하는 원인으로는 우선 노화에 따른 장 기능 저하를 꼽을 수 있다. 식사량 및 운동량 감소, 체내 수분량 감소, 장내 세균총의 불균형 등도 영향을 미친다.

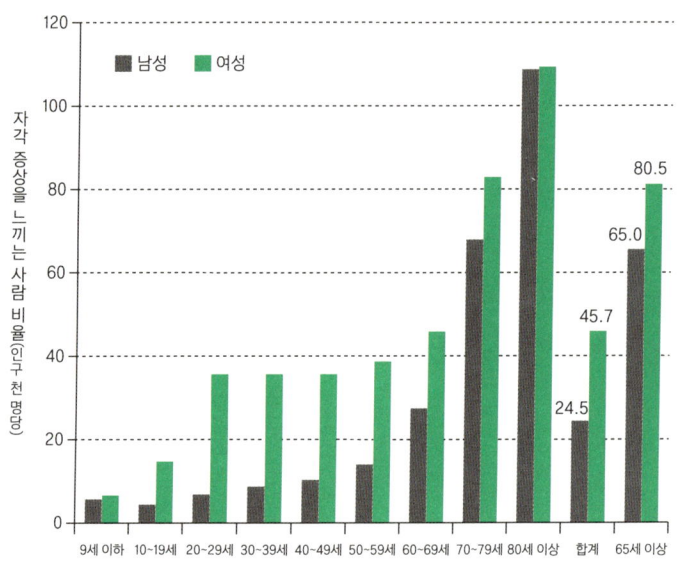

수 없는 것이 변비인 것이다.[10]

 일본에서도 근감소증과 노쇠 상태인 사람에게 변비가 자주 생긴다는 연구 결과가 발표되었다.[11]

### ///// 변비가 있으면 치매가 빨리 온다?

 도호쿠대학 노화의학연구소의 나카세 타이젠中瀨泰然 교수 연구팀은 2022년 알츠하이머형 치매와 경도인지장애 환자 중 변비가 있는 사람은 인지 기능 저하 속도가 빠르다는 연구 결과를 발표했다.[12] 치매와 변비가 어떤 연관성이 있는지 의아할 수 있지만, 6장에서 소개한 '뇌와 장의 상관관계'라는 개념에서 알 수 있듯이 뇌와 장은 상호 연관성이 있는 것으로 지적되고 있다. 예를 들어 극도의 긴장이나 스트레스가 변비나 설사로 이어지기도 하고, 장내 세균총의 변화가 염증 반응을 통해 신경에 손상을 줄 수도 있다.

 변비와 뇌 질환의 연관성을 보여주는 데이터는 이뿐 아니다. 변비 환자를 추적 관찰한 결과, 파킨슨병 발병률이 일정 비율로 증가했다는 연구 결과도 있다. 앞서 언급했듯이, 파킨슨병은 뇌의 신경세포인 뉴런에 비정상적으로 단백질이 응집

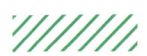 

## 변비로 인해 발병 위험이 증가하는 질병

변비와 연관성이 밝혀진 질병에는 장과 상호 연관성이 알려진 신장 질환과 뇌 질환이 있다. 만성 변비가 있는 사람은 없는 사람에 비해 미래 사망 위험이 더 높다. 배변 횟수가 적을수록 심혈관 질환이나 뇌졸중으로 인한 사망 위험이 커진다는 연구 결과도 있다.

### 만성 신장병

약 350만 명을 대상으로 실시한 코호트 연구에서, 변비가 있는 사람은 없는 사람에 비해 신장 기능이 저하되기 쉬우며, 향후 만성 신장병이나 말기 신부전증으로 진행될 위험이 높은 것으로 나타났다.

### 치매

장내 세균의 대사물이 치매의 진행에 관여할 가능성이 제기되고 있다. 예를 들어 장내에 암모니아가 많으면 치매 위험이 높아지는 반면, 젖산이 많으면 치매 위험이 낮아진다.

### 파킨슨병

파킨슨병 환자에게 변비가 흔히 나타난다는 점에서 변비가 파킨슨병 증상 중 하나로 여겨져 왔으며, 최근에는 장내 환경이 파킨슨병과 변비 모두의 발병에 관여한다는 이론도 제기되었다.

되어 발생하는 신경 퇴행성 질환이다. 파킨슨병 환자는 손 떨림이나 근육 강직 같은 전형적인 증상이 나타나기 10년 이상 전부터 변비에 자주 걸리는 경우가 많다.

파킨슨병과 변비 사이 발병 선후 관계나 구체적인 연관성은 아직 명확하게 밝혀지지 않았다. 그러나 앞서 소개한 바와 같이 파킨슨병 환자의 장내에서는 일반적인 경우보다 점액 분해균인 아커만시아속 세균이 많았고, 단쇄지방산 생성균인 로즈부리아속과 피칼리박테리움속 세균은 적었다.[13] 다시 말해 이 질병에는 장내 세균이 관여할 가능성이 있다는 것이다.

## 변비의 시작은 장관 점액의 감소

그렇다면 변비는 어떻게 생기는 걸까? 장관 내부는 점액으로 덮여 있는데, 변비는 이 장관 점액의 감소에서 시작된다고 알려져 있다. 변비가 있는 사람은 장관 상피세포에서 분비되는 점액 성분인 뮤신의 구조가 일반적이지 않다는 연구 결과도 있다.

장관 상피세포는 증식과 점액 분비, 물과 미네랄 흡수를 위해 단쇄지방산을 에너지로 사용하기 때문에, 단쇄지방산이 줄어들면 점액 분비에 문제가 발생하기 쉽다. 비피두스균이 들어간 요구르트나 비피두스균을 늘리는 유산균을 섭취하면 변비가 개선되는 이유는, 비피두스균이 단쇄지방산의 일종인 아세트산을 생성하기 때문이다.

  장관 점액 감소에는 고지방식, 식이섬유 부족, 인공감미료, 초가공식품, 계면활성제, 미세플라스틱 등도 영향을 미칠 수 있는데, 여기에도 장내 세균총이 복잡하게 관여하는 것으로 보인다. 장관 점액의 주성분이 뮤신이기 때문에, 아커만시아 속 같은 뮤신을 소비하는 세균이 증가해도 점액 감소로 이어질 수 있다.

  변비가 있는 사람은 대장 내 담즙산이 적다는 연구 결과도 있다. 250명의 대변을 채취하여 과민대장증후군 설사형, 과민대장증후군 변비형, 과민대장증후군에 해당하지 않는 기능성 변비, 기능성 설사, 앞의 네 가지 모두에 해당하지 않는 건강한 배변의 다섯 그룹으로 나누어 각각의 대변에 포함된 담즙산의 양을 측정했다. 그 결과 과민대장증후군 변비형과 기능성 변비 그룹에서는 건강한 배변 그룹에 비해 대변 중 담즙산이 유의미하게 적었고, 과민대장증후군 설사형과 기능성 설사 그룹에서는 대변 중 담즙산이 유의미하게 많았다.[14]

담즙산은 원래 식사를 통해 섭취한 지방을 체내에 흡수하기 위해 간에서 분비되는 물질이다. 간에서 장으로 분비된 담즙산 중 소장에서 지방 흡수에 사용되지 않은 것은 그대로 장으로 흘러가 장내 세균에 의해 대사되어 이차 담즙산으로 변환된다. 앞서 언급했듯이, 이차 담즙산은 장의 연동운동을 촉진하기 때문에, 담즙산이 적으면 연동운동이 제대로 일어나지 않아 장 내용물이 정체되어 변비가 발생할 수 있다.

그렇더라도 정말 장내 세균의 차이로 변비가 생기는 걸까? 장내 세균이 실제로 변비를 유발할 수 있는지 알아보기 위해 동물 실험을 진행했다. 연구팀은 변비가 없는 사람과 장관 통과 시간이 긴 변비 환자의 대변을 각각 무균 쥐에 이식한 뒤, 장내 세균총의 구성과 소화관 통과 시간, 배변 횟수 등을 비교했다. 그 결과 변비 환자의 대변을 이식한 쥐(변비 그룹)는 변비가 없는 사람의 대변을 이식한 쥐(비변비 그룹)에 비해 배변 횟수가 적고 대변 내 수분 함량이 낮으며, 연동운동 및 소화관 통과 시간이 감소한 것으로 나타났다.[15] 바꿔 말하면 변비인 사람의 장내 세균에 의해 쥐에게 변비가 생긴 것이다.

이 쥐들의 장내 세균 대사물을 조사한 결과, 변비 그룹에서는 단쇄지방산(부티르산) 농도는 물론 담즙산이 장내 세균에 의해 대사되어 생성되는 데옥시콜산DCA과 리토콜산LCA 등

이차 담즙산의 농도도 감소했다. 이와 같이 장내 세균총의 변화로 단쇄지방산 및 이차 담즙산이 감소하면, 장을 비롯한 소화관의 움직임이 저하되는 것으로 추정된다.

### ///// 과민대장증후군은 장내 수소가 불쾌감 원인?

설사나 묽은 변은 어떨까? 최근 변비보다 설사로 고생하는 사람이 증가하면서 과민대장증후군 설사형, 만성 설사증 같은 증상에 대한 연구가 활발히 진행 중이다. 일본소화관학회의 『변통이상증 진료 가이드라인 2023: 만성 변비증』에 따르면, 설사는 "변의 형태가 묽거나 물 같으며 배변 횟수가 증가하는 상태"로 정의된다. 또한 만성 설사증은 "4주 이상 지속되거나 반복되는 설사로 인해 일상생활에 다양한 지장을 초래하는 상태"로 규정된다. 일본인의 만성 설사증 유병률은 3~5%이며, 남성에게 더 흔하게 나타나는 것으로 알려져 있다.

앞서 여러 차례 언급한 과민대장증후군은 검사를 하면 특별한 이상은 없지만 복통이나 불쾌감, 설사나 변비 등의 증상이 지속되는 기능성 장 질환을 의미하며, 국제적으로도 진단 기준이 마련되어 있다. 진단 과정에서는 복통이 중요한 요소로 여겨지며, 일본인의 유병률은 약 10%로 그중 3분의 1이 설사형으로 분류된다.

위생 상태가 좋지 않은 음식을 섭취하여 발생하는 설사는 유해균을 신속히 배출하기 위해 일시적으로 발생하는 신체의 방어 반응이기 때문에 장내 세균과의 연관성 연구는 거의 이루어지지 않았다. 하지만 긴장하거나 스트레스를 받으면 복통이 생기거나 설사와 변비를 반복하는 과민대장증후군의 설사 증상은 장내 세균총과의 연관성이 의심되고 있다. 실제로 과민대장증후군 환자는 장내 세균의 균형이 일반인과 다르다는 서구의 연구 결과도 있다.[16]

이 연구에 따르면, 과민대장증후군 환자는 일반인과 비교해 장내 세균 대사물인 부티르산과 메탄은 적고 수소는 많은 것으로 나타났다. 이 수소가 불쾌감이나 복부 팽만감의 원인일 가능성도 제기되었다. 그러나 과민대장증후군의 배경에는 정신적 스트레스나 파지Phage라고 불리는 장내 세균에 감염되는 바이러스 등 다른 요인들도 존재하므로, 발병 구조를 밝히려면 더 많은 연구가 필요할 것으로 보인다.

## 과민대장증후군이란?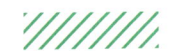

대장에 종양이나 염증이 없는데도 소화관의 과도한 연동운동으로 인해 통증, 불쾌감, 배변 이상을 일으키는 질환이다. 긴장이나 스트레스 외에도 식사가 원인이 될 수 있다. 과민대장증후군 환자의 장내에서는 엔테로박테리아세과·락토바실러스과·박테로이데스속의 세균이 증가하고, 피칼리박테리움속·비피도박테리움속의 유익균은 감소하는 경향을 보였다.

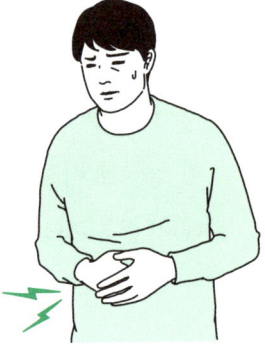

**설사형**
소화관의 과도한 연동운동으로 발생한다. 장내 배변 통과 속도가 빨라져 수분 흡수가 충분히 이루어지지 않는 탓에 설사가 발생한다. 남성에게 많이 나타난다.

**변비형**
장 연동운동이 정체되는 변비와는 달리, 과도한 연동운동으로 장내 대변이 굴러다니며 수분이 빠져나가 딱딱하고 작은 변이 형성된다. 여성에게 많이 나타난다.

**혼합형**
며칠 동안 배변이 없다가 딱딱한 변을 본 후 설사가 반복된다.

## 장도 늙는다

변비나 설사 같은 증상뿐 아니라 그 배경에 있는 '장 기능의 저하'에도 주목할 필요가 있다. 변비나 설사는 통증이나 불쾌감을 유발할 뿐 아니라 노동 생산성과 삶의 질을 떨어뜨리는 요인이 된다. 최근 신체적·정신적 쇠약을 뜻하는 노쇠라는 개념을 적용하여 침 분비 감소나 삼킴 기능 저하 등의 구강 기능 저하를 구강 노쇠oral frailty라고 부르기도 한다. 같은 맥락에서 만성적인 변비나 설사를 유발하는 원인이 장 기능에 있다면, 그런 상태를 '장 노쇠gut frailty(장 기능 저하)'라고 정의해도 좋을 듯하다.

장 기능 저하는 비단 고령층만의 문제는 아니다. 대학생이나 30~40대처럼 한창 활동하는 연령대에서도 갑자기 장 기능이 저하되는 경우가 있다. 장내 세균총의 불균형이나 만성적인 연동운동 저하, 점액 분비 감소, 장관 상피세포 간 결합이 느슨해져 체내로 이물질이 침투하기 쉬운 상태인 장누수 증후군 등도 모두 장 노쇠에 해당한다. 치료 현장에서도 단순히 변비나 설사 같은 증상만을 개선하는 것이 아니라 그 배경에 어떤 문제가 숨어 있는지 파악하고 대책을 세워야 한다.

심신의 불편함으로 등교를 꺼리는 아이들, 업무 효율이 떨어지는 직장인 등 연령에 상관없이 모든 세대의 장 노쇠 상태를 주목하고 근본적인 해결책을 모색할 필요가 있다.

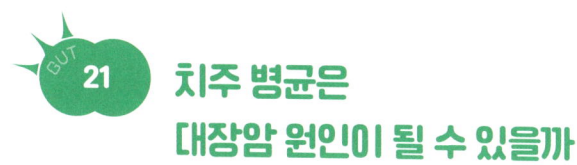
## 21 치주 병균은 대장암 원인이 될 수 있을까

고령화가 진행되면서 일본에서는 암에 걸리는 사람과 암으로 사망하는 사람이 늘고 있다. 그중에서도 증가 추세에 있는 것이 바로 대장암이다.

### //// 대장암 발병률이 아시아에서 가장 높은 나라

후생노동성에 따르면, 일본에서는 2020년 한 해 동안 37만 8천385명이 암으로 사망했다. 대장암 사망자는 남성이 3위, 여성이 1위를 차지했다. 현재도 연간 5만 명 이상이 대장암으로 사망하고 있다. 일본인의 대장암은 지난 20여 년 동안 발병률과 사망률 모두 세계 최고 수준을 기록하고 아시아에서도 단연 높다.

 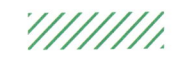

# 대장암 사망 위험을 줄이는
# 두 가지 검진

후생노동성은 대장암 검진으로 40세 이상에게 연 1회의 문진 및 대변 잠혈 검사를 권장한다. 이 검사에서 이상이 확인되면, 대장 내시경이나 대장 전산단순촬영술 등 정밀검사를 통해 대장암 여부를 확인한다. 건강검진 등에서 대변 잠혈 검사를 생략하고 곧바로 대장 내시경 검사를 받을 수도 있다.

### 40세 이상에게 권장하는
### 대변 잠혈 검사

대변을 채취하여 혈액 성분이 포함되어 있는지 여부를 확인하는 1차 스크리닝 검사다. 2년에 한 번만 검사해도 대장암 사망률이 13~21% 감소한 것으로 나타났다. 이틀 동안 매일 대변을 채취해 어느 한쪽에서라도 혈액이 검출되면 추가로 정밀검사를 권유한다.

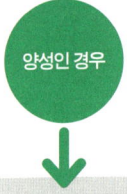

양성인 경우

### 대장 내의 병변을 확인할 수 있는
### 대장 내시경 검사

항문에 내시경을 삽입해 대장 내부를 직접 살펴보는 검사다. 장 세정제를 사용해 대장을 비운 후 검사를 진행한다. 특수한 파장 레이저나 이미지 처리 기술을 활용해 병변을 쉽게 확인할 수 있는 기기도 등장했다. 정밀검사를 받은 사람 중 약 3%에서 대장암이 발견되는 것으로 나타났다.

대장암이 증가하는 이유는 고령화, 식생활의 서구화 등 여러 가지가 있겠지만, 갈수록 사망률이 상승하는 것을 보면 일본의 대장암 검진 제도가 미흡할 가능성도 있다. 더 중요한 것은 일본뿐 아니라 전 세계적으로 대장암 발병 연령이 젊어지고 있다는 점이다.

## 대장암 예방을 위해 가장 중요한 것들

현재 일본소화기암검진학회에서 권장하는 대장암 위험을 조사하는 검사는 대변 내 혈액의 유무를 확인하는 '대변 잠혈 검사'다. 이는 사람의 적혈구 헤모글로빈 단백질을 검출하는 검사로, 동물의 혈액이나 위·구강에서 출혈된 혈액과는 반응하지 않는다.

대변 잠혈 검사에서 양성 판정이 나오면, 대장에서 어떤 원인으로 출혈이 있다는 의미이므로 대장 내시경 검사나 콜로노스코프Colonoscope라는 기구를 이용한 대장 전산단순촬영술CT 등 정밀검사를 권유한다. 그러나 최근 전 세계적으로 대장암의 조기 발견을 위해서는 대변 잠혈 검사만으로는 충분하지 않다는 공감대가 형성되고 있다. 암이 원인이 되어 대변에

혈액이 섞여 나온다는 것은 이미 암이 진행된 상태를 의미하기 때문이다.

다만 대장암은 발병 후 심각한 상태로 진행되기까지 보통 5~10년이 걸리므로 어느 정도 진행된 상태이더라도 생명을 구할 수 있는 경우가 많다. 대변 잠혈 검사로도 사망률을 약 60%까지 낮출 수 있다는 연구 결과도 있다. 무엇보다도 "자, 모두 내시경 검사를 받으세요!"라고 말할 만큼 많은 검사를 할 수 있는 시설이 부족하다. 따라서 우선은 연 1회의 대변 잠혈 검사로 1차 스크리닝을 하자는 것이 일본의 현실이다.

대장암 발병 연령이 점점 낮아지고 있다는 점을 고려해 일본 정부는 40세 이상을 대상으로 매년 검진을 받도록 권장하고 있다. 대장암에는 유전적인 요인도 작용하기 때문에 직계 가족 중 대장암 발병 이력이 있다면 반드시 40세부터 검진을 시작하는 것이 좋다.

한편 미국에서는 매년 대장암 사망률이 감소하는 경향을 보인다. 그 주된 이유 중 하나는 보험 제도 개편에 따라 내시경을 포함한 대장 스크리닝 검사를 더 쉽게 받을 수 있게 되었기 때문이다. 미국에서 꾸준히 시행해 온 대장암 예방책이 30년에 걸쳐 효과를 나타내고 있다는 점도 밝혀졌다. 일본도 40세부터 대변 잠혈 검사를 받고, 50세부터는 5년에 한 번 내시경 검사를 받는 체계를 도입하는 것이 더 나을 수 있다.

## //// 대장암 발병 위험을 높이는 것들

앞서 변비가 대장암의 위험 요인이라는 주장에 대한 명확한 근거가 없다고 설명했다. 그렇다면 대장암의 위험 요인은 무엇일까? 인간을 대상으로 한 연구에서는 현재 식사와 장내 세균이 대장암의 위험 요인이라는 점이 거의 확실시되고 있다.

2007년 발표된 세계암연구기금WCRF과 미국암연구협회AICR의 역학 연구 보고서에 따르면, 소고기·돼지고기·양고기 등 이른바 '네 발 달린 동물 고기'와 소시지·베이컨·살라미 등 가공육을 섭취하면 대장암 발병 위험이 높아진다는 점이 '명확히' 밝혀졌다. 따라서 붉은 고기는 조리 후 기준으로 주당 500g 이내로 섭취하고, 가공육은 가능한 한 피하는 것이 좋다.

국제암연구기관IARC에서는 가공육을 '인체에 발암성이 있는' 물질로, 붉은 고기는 '인체에 발암성이 있을 가능성이 있는' 물질로 분류하며 매일 50g의 가공육을 섭취하면 대장암 발병 위험이 18% 증가한다고 밝혔다.

## 대장암 위험, 가공육은 높이고 채소와 콩은 낮춘다

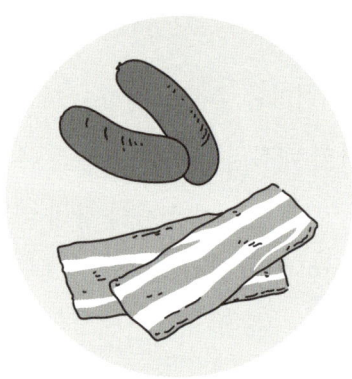

### 위험 증가

유럽과 미국의 암 연구에서는 역학 연구를 통해 돼지고기, 소고기 등 붉은 고기와 가공육이 '인체에 발암성이 있다'고 평가했다.

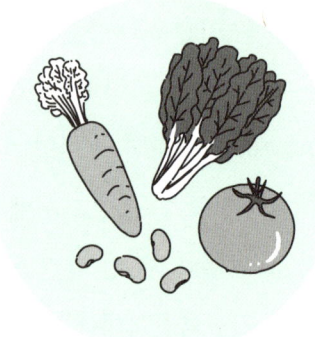

### 위험 감소

식이섬유 섭취량이 하루 10g 미만인 사람들은 대장암 발병 위험이 증가하는 것으로 나타났다.

음주는 확실히, 비만은 거의 확실히 대장암 발병 위험을 높이는 것으로 평가된다. 그 외에도 유럽과 미국의 역학 연구에 따르면, 인공감미료가 첨가된 다이어트 음료도 대장암 위험 요인이 될 수 있다. 이는 가공육이나 다이어트 음료에 포함된 성분이 장내 세균에 영향을 미쳐 장내 황화수소가 증가하기 때문으로 추정된다. 대장암과 황화수소와 관련해서는 몇 가지 중요한 점이 밝혀졌는데, 황화수소 농도가 높을수록 암세포가 증식하기 쉬운 것으로 보인다.

장내 황화수소는 장의 상피세포가 생성하는 내인성 물질과 장내 세균이 생성하는 외인성 물질이 있는데, 화학적으로는 동일한 물질이다. 대장암 세포는 황화수소를 합성하는 몇 가지 유전자의 발현을 촉진하여 스스로 장내 황화수소를 증가시킨다는 연구 결과가 발표되었다. 그 외에도 암 증식 과정에서 황화수소 및 그와 관련된 활성종의 신호 전달 역할에 대해 많은 연구가 진행 중이다.

한편 외인성 황화수소는 장내 세균 중에서 황산염이나 타우린을 기반으로 황산 환원균이 생성하는 것으로 알려져 있다. 타우린은 간에서 분비되는 타우린 결합형 담즙산에서 유리되는 타우린의 비율이 높다.

2장에서도 언급했듯이, 담즙산은 글리신이나 타우린과 결합한 '결합형' 형태로 간에서 분비되며, 소장에서 장내 세균에 의해 결합이 해제된 '유리형'이 되어야 비로소 지방을 흡수할 수 있도록 감쌀 수 있다. 타우린 결합형 담즙산은 동물성 고지방·고단백 식사를 통해 분비가 증가하므로 붉은 고기와 가공육을 섭취하면 장내 타우린이 많아져 결과적으로 황화수소가 증가하게 된다.

   고농도의 황화수소는 DNA 손상을 일으킬 수 있어 발암 물질로 여겨지며, 대변 또는 장관의 황화수소 농도를 측정하는 것은 대장암 발견의 표지자로 주목받고 있다.

   일본인의 경우 서구인에 비해 붉은 고기와 가공육 섭취량이 적기 때문에 이런 식품 섭취가 대장암 발병에 미치는 영향에 대한 명확한 데이터는 없다. 일본 국립암연구센터에서 실시한 일본인 대상 연구에서는 붉은 고기와 가공육이 "여성에게 대장암 발병 위험을 높일 가능성이 있다"고 언급되어 있다.[17] 그렇다고 해서 안심하고 붉은 고기와 가공육을 과다 섭취하는 것은 바람직하지 않다. 그 외에도 식이섬유와 칼슘, 어류 유래 불포화 지방산은 "대장암 발병 위험을 낮출 가능성이 있다."

## 최신 연구로 밝혀진 대장암 위험 요인

미국 국립의학도서관의 데이터베이스(MEDLINE)와 일본 의학 문헌 데이터베이스(医中誌)에 수록된 문헌에서 전체 암 및 부위별 암에 대해 평가 대상이 되는 연구 방법(코호트 연구 또는 대조 연구)에 관한 자료를 수집하여 통합 분석한 후 일본인에 맞게 조정한 것이다. 식사와 운동 외에도 흡연, 비만, 생활습관병과의 연관성도 시사하고 있다.

| 항목 | | 장기 | 대장 | | |
|---|---|---|---|---|---|
| | | | | 결장 | 직장 |
| 생활습관·기타 | | 흡연 | 확실↑ | | |
| | | 간접흡연 | 데이터 불충분 | | |
| | | 음주 | 확실↑ | 확실↑ | 확실↑ |
| | | 비만 | 거의 확실↑ | | |
| | | 운동 | 거의 확실↓ | 거의 확실↓ | 데이터 불충분 |
| 식품 | | 채소 | 데이터 불충분 | | |
| | | 과일 | 데이터 불충분 | | |
| | | 육류 | 남: 데이터 불충분 | | |
| | | | 여: 가공육, 붉은 고기 가능성 있음↑ | | |
| | | 어류 | 데이터 불충분 | | |
| | | 곡류 | 데이터 불충분 | | |
| | | 우유·유제품 | 데이터 불충분 | | |
| 음료 | | 커피 | 남: 데이터 불충분 | | |
| | | | 여: 데이터 불충분 | 여: 가능성 있음↓ | 여: 데이터 불충분 |
| 영양소 | | 식이섬유 | 가능성 있음↓ | | |
| | | 칼슘 | 가능성 있음↓ | | |
| | | 지방 | 어류 유래 불포화 지방산 가능성 있음↓ | | |

## //// 운동 호르몬이 대장암을 예방

운동은 대장암 발병 위험을 거의 확실하게 낮춘다고 알려져 있다. 우리 연구팀도 운동이 대장암 발병 위험을 낮추는 데 미치는 영향에 대해 연구해 왔다. 그 과정에서 운동을 통해 골격근에서 분비되는 스파크SPARC, Secreted Protein Acidic and Rich in Cysteine라는 마이오카인Myokine, 즉 근육에서 분비되는 호르몬이 대장암 발병 위험을 낮추는 데 관여한다는 사실을 밝혀냈다.[18]

실험 결과 쥐에게 대장암 유발 물질을 투여하면 대장암이 발병하지만, 같은 쥐에게 운동을 시키면 대장암 발병이 억제되었다. 그러나 스파크를 생성할 수 없는 쥐는 운동을 시켜도 대장암 발병 억제 효과가 나타나지 않았다. 스파크는 암세포의 아포토시스Apoptosis(세포 자살)를 유발하는 작용을 한다. 하지만 정말 그것만으로 대장암이 억제되는지, 또는 장내 세균도 관여하는지는 명확히 밝혀지지 않았다.

이에 대해 알아보기 위해 연구팀은 운동한 쥐의 장내 세균을 분변과 함께 운동하지 않은 쥐에게 이식했다. 그 결과 운동하지 않은 쥐의 장내 세균총에서도 운동한 쥐와 유사한 세균의 증감 패턴이 관찰되었다. 또한 운동한 쥐의 대변에서는 타우린이나 글리신이 결합하지 않은 유리형 담즙산의 비율이 높고, 결합형 담즙산의 비율은 낮게 나타났다. 장내 세균은 이 결합형 담즙산에서 타우린이나 글리신을 제거해 유리형으로 전환하며, 이후 사용되지 않은 유리형 담즙산은 장내 세균에 의해 이차 담즙산, 삼차 담즙산으로 대사된다.

최근 이런 장내 세균에 의한 담즙산 대사가 장수나 질병 예방에 관여할 가능성을 시사하는 연구 결과가 늘고 있다. 인간을 대상으로 장내 세균의 대사물을 대장암 진행 단계별로 분석한 결과, 다발성 폴립이 있는 환자는 장내에 이차 담즙산인 데옥시콜산이 많다는 점이 확인되었다. 이 같은 연구 결과에 비추어볼 때, 담즙산 대사에 관련된 일부 장내 세균이 대장암 발병에 중요한 열쇠를 쥐고 있을 가능성이 제기된다.

현재로서는 이런 장내 세균이나 담즙산 변화가 왜 일어나는지 그 이유는 명확하지 않지만, 소장 상피에는 알파디펜신 $\alpha\text{-defensin}$ 등의 항균 펩타이드를 생성하는 세포가 있다(7장 참조). 이 항균 펩타이드는 비피두스균 등의 유익균에는 작용하지 않지만, 식사를 통해 들어오는 유해균에 작용해 이를 사멸시킬 뿐 아니라 담즙산 대사나 대장암 발병에 관여하는 장내 세균에 영향을 미칠 가능성이 있다. 알파디펜신의 분비에는 운동이나 스파크가 영향을 미칠 수 있다.

## //// 대장암 근처에는 치주 병균이 존재

위암의 발병 원인 중 하나가 헬리코박터균인 것처럼 대장암과 관련된 장내 세균도 점차 밝혀지고 있다. 오사카대학 암 게놈정보학과의 야치다 신이치谷內田真 교수 연구팀은 2019년 대장암 발병에 관여하는 장내 세균을 특정했다고 발표했다.[19]

연구팀은 국립암연구센터에서 대장 내시경 검사를 받은 616명의 대변을 분석한 결과, 암의 진행 단계에 따라 장내 세균의 증감 양상이 다르다는 사실을 발견했다. 그 패턴은 크게 두 가지로 나눌 수 있다.

하나는 점막내암 단계에서 증식하여 암의 진행에 따라 늘어나는 세균이다. 대부분은 과거 진행성 대장암 환자에게서 증가한다고 보고된 푸소박테리움 누클레아툼*Fusobacterium nucleatum*과 펩토스트렙토코쿠스 스토마티스*Peptostreptococcus stomatis* 같은 세균이다.

다른 하나는 전암 병변인 다발성 폴립(선종)이나 점막내암 같은 대장암 초기 단계에서 관찰되는 아토포비움 파르불룸*Atopobium parvulum*과 액티노마이세스 오돈톨리티쿠스*Actinomyces odontolyticus* 같은 세균의 증가다.

특히 푸소박테리움은 전 세계 여러 지역에서 유사한 보고

## 구강 세균도 대장암의 발병 원인?

최근에는 구강 내에만 존재한다고 여겨진 세균이 위나 장에서도 발견되었다는 연구 결과가 잇따라 발표되며, 이들의 영향에 대한 연구가 활발히 이루어지고 있다.

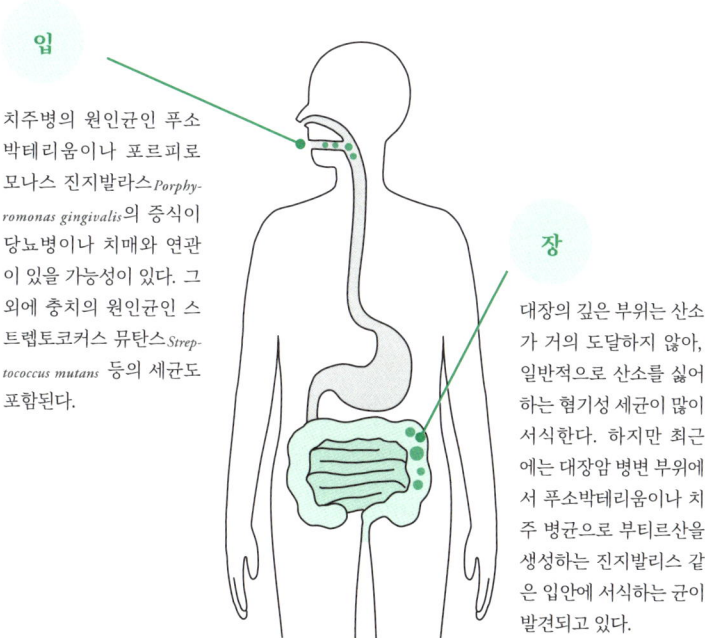

### 입

치주병의 원인균인 푸소박테리움이나 포르피로모나스 진지발라스 *Porphyromonas gingivalis*의 증식이 당뇨병이나 치매와 연관이 있을 가능성이 있다. 그 외에 충치의 원인균인 스트렙토코커스 뮤탄스 *Streptococcus mutans* 등의 세균도 포함된다.

### 장

대장의 깊은 부위는 산소가 거의 도달하지 않아, 일반적으로 산소를 싫어하는 혐기성 세균이 많이 서식한다. 하지만 최근에는 대장암 병변 부위에서 푸소박테리움이나 치주 병균으로 부티르산을 생성하는 진지발리스 같은 입안에 서식하는 균이 발견되고 있다.

가 이어지고 있어 대장암과 어떤 형태로든 관련이 있는 세균으로 주목되고 있다. 이 세균은 조직 내 염증을 유발하는 물질을 생성하고, 면역 반응에 의한 암세포 공격이나 세포 자살을 막아 대장암 진행에 관여하는 것으로 추정된다. 다만 이 세균이 대장암의 '발병' 자체에 어떤 역할을 하는지는 아직 명확히 밝혀지지 않았다.

예를 들어 위암의 경우, 헬리코박터균이 존재하는 사람과 존재하지 않는 사람 사이 암 발병률 차이가 뚜렷하다. 이 세균 감염으로 인한 위 점막 염증은 위암의 원인 중 하나로 알려져 있다. 하지만 푸소박테리움은 대장암 조직에서는 자주 발견되는 반면, 그 외 장기나 조직에서는 거의 검출되지 않는다. 이에 이 세균이 원인이 되어 대장암 발병을 유도하는 것인지, 아니면 이미 암이 발병한 조직을 선호해 이 세균이 모여드는 것인지 발병 원인은 아직 명확하게 밝혀지지 않았다.

푸소박테리움은 치주병의 원인균으로 원래 대장에 존재하는 장내 세균이 아니다. 이 세균은 다양한 질병에 부정적인 영향을 미친다는 사실이 밝혀졌다. 당뇨병이나 치매, 조산 등과의 연관성이 보고되었으며, 대장암은 물론 식도암, 췌장암, 유방암 등의 주변에서도 그 존재가 확인되고 있다. 아마도 침과 함께 삼킨 푸소박테리움이 장까지 도달해 직접적인 영향을 미칠 수 있으며, 치주 포켓의 염증 부위에서 직접 혈류를 타고 전신으로 퍼질 가능성도 제기되고 있다.

만약 푸소박테리움이 대장암 등의 발병에 관여한다면, 치주병을 악화시키지 않는 것이 대장암을 비롯해 여러 질병의 예방에 도움이 될 수 있다. 이를 위해 구강 관리는 양치 등의 자기 관리뿐 아니라 정기적인 치과 검진이 필요하다.

현재 주목받고 있는 또 다른 요소는 특정 대장균이 생성하는 콜리박틴Colibactin이라는 물질이다. 이 물질은 세포의 DNA를 손상시키는 작용을 하며, 손상 방식이 대장암에서 나타나는 유전자 변이와 동일하다는 점에서 대장암 발병과의 연관성이 제기되고 있다. 이미 콜리박틴 생성균을 검출하는 대변 검사가 실시되고 있으며, 종합건강검진에서 받을 수 있는 시설도 있다.

## 세포 노화에 관여하는 세균이 대장암을 유발

최근 대장암과 장내 세균에 대한 연구에서 놀라운 결과가 발표되었다. 오사카대학 면역학프론티어연구센터의 하라 에이지原英二 교수 연구팀은 2021년, 대장암 환자의 장에서 건강한 사람의 장에는 존재하지 않는 구강 내 병원균 12종을 발견했다. 이 세균들이 생성하는 부티르산이 세포 노화에 관여한다는 점이 새롭게 밝혀졌다.[20]

이제까지 장내 세균이 생성하는 부티르산은 장 상피세포의 에너지원으로 작용하고 면역 시스템을 조절하는 등 유용한 물질로 여겨져 왔다. 그런데 이번에는 완전히 반대로 대장암 발병에 관여하는 주요 요인일 수 있다는 가능성이 제기되었다. 연구에 따르면, 이 세균들이 부티르산을 생성하지 못하게 하거나, 세포 내 노화 물질을 제거하는 약물을 투여하면 대장암 발병이 줄어드는 것으로 나타났다.

다시 말해 대장암의 발병에는 이 세포 내 노화 물질이 관여하고 있으며, 이를 생성하는 데 아세트산이 영향을 미칠 가능성이 높다고 추정된다. 부티르산 생성균은 그동안 긍정적인 면이 부각되었는데 부정적인 면도 있다는 점이 새롭게 밝혀졌다.

그럼에도 불구하고 부티르산은 장 환경을 개선하는 데 필수적인 요소다. 푸소박테리움 같은 구강 내 세균은 원래 대장처럼 산소가 없는 환경에서는 생존할 수 없다. 그런데 이들이 대장에 정착할 수 있었다면, 아마도 상피의 장벽 기능이 손상되어 그곳을 통해 장내로 산소가 들어갔거나, 항생제 투여 등으로 대장 환경이 교란되었거나 해서 대장이 약해진 상태일 가능성이 높다. 이렇게 생각하면 건강할 때부터 장내 환경을 잘 관리하는 것이 중요하다고 할 수 있다.

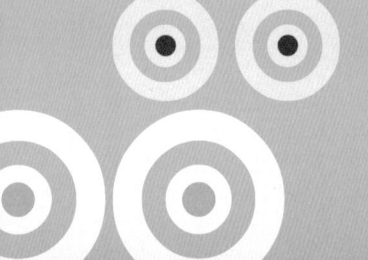

# 9장

## 건강한 장내 세균을 위해 무엇을 먹어야 할까

### 발효성 식이섬유

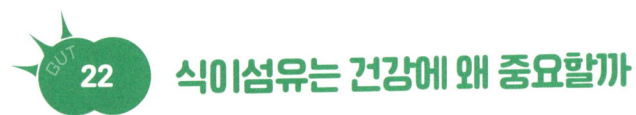
## 22 식이섬유는 건강에 왜 중요할까

지금까지 최신 장내 세균 연구에 대해 자세히 살펴보았다. 그렇다면 이런 연구를 바탕으로 어떻게 해야 다양한 장내 세균총, 나아가 건강한 장내 환경을 구축할 수 있을지 궁금한 사람들이 많을 것이다. 이번 장에서는 건강의 토대를 이루는 장내 세균 관리 방법에 대해 설명한다.

### 장내 세균도 다양성이 중요

3세 무렵 장내 세균총이 형성되면, 이후에는 장내에 존재하는 미생물의 종류가 크게 변하지 않는다. 하지만 장내 환경을 개선하기 위해서는 장에 좋은 유산균이나 비피두스균, 식이섬유 등을 꾸준히 섭취하는 것이 좋다. 장내 세균의 종류가 어느 정도 고정된 상태라면, 이런 유익균을 섭취하는 것이 무의미할 수 있다고 생각할 수 있는데 그렇지 않다. 요구르트나 영양 보충제로 '좋은 균'을 섭취하는 동안에는 그 세균이 유입되어 장내 환경에 일정 부분 영향을 미칠 가능성이 있다.

또한 매일 식사를 통해 충분한 식이섬유를 섭취하면, 장내 세균총 중 식이섬유를 분해해 당을 먹고 단쇄지방산을 생성하는 유익균이 증가할 수 있다. 궤양성 대장염 등의 치료에 사용될 예정인 분변 이식도 장내 세균을 완전히 바꾸는 것이 아니라, 좋은 균을 유입하여 병적으로 편향된 장내 세균의 균형을 회복하는 데 그 목적이 있다.

신속하게 유해균을 제거하고 유익균만 늘리면 된다고 생각하기 쉽지만, 장내 세균총은 다양한 균으로 이루어진 하나의 공동체로 균과 균은 서로 영향을 주고 있다. 지나치게 늘어나면 악영향을 미칠 수 있는 균도 공동체의 균형을 유지하는 데 일정한 역할을 하고 있다. 그 균을 무작정 배제하면 남은 균 중에서 또 다른 유해균이 우세해질 수 있다. 좋은 균만 있으면 되는 것이 아니라 전체 장내 세균 사이 균형을 유지하는 것이 중요하다. 이를 위해서는 균의 절대적인 수뿐 아니라 종류가 다양할수록 장내 건강에 유익하다. 장내 세균도 인간 사회처럼 다양성이 중요하다.

장내 세균 균형에 악영향을 미치는 요인으로는 항생제, 프로톤펌프억제제 같은 위산 분비 억제제, 과도한 스트레스, 설탕과 소금, 동물성 포화지방산의 과다 섭취 등이 있다. 건강하게 오래 살고 싶다면 이런 요인들을 최대한 멀리하고 규칙적인 운동과 충분한 수면을 취하는 것이 좋다.

식이섬유의 섭취 역시 매우 중요하다. 특히 일본인의 장내 세균은 식이섬유를 분해하여 유익한 물질로 변환하는 능력이 뛰어나므로, 매일 식이섬유를 충분히 섭취하는 것이 장내 세균총을 건강하게 유지하는 데 큰 도움이 된다.

## 영양가가 낮아 건강에 이로운 식품

식이섬유는 표적 부위에 특정 균을 늘리기보다는 기존 장내 세균 중에서 유익균의 성장을 촉진하여 개개인에게 적합한 '좋은 장내 환경'을 조성하는 데 중요한 영양소 중 하나다.

지금까지 영양학에서는 단백질, 탄수화물(당질), 지방을 3대 영양소로 분류하고, 여기에 비타민과 미네랄을 더해 5대 영양소라고 지칭했다. 최근 중요성이 부각하면서 식이섬유를 '제6의 영양소'라고 부르기도 한다. 그러나 엄밀히 말하면, 탄수화물에는 당질뿐 아니라 식이섬유도 포함되므로 이는 옳지 않은 표현이다.

원래 식이섬유는 당이 사슬처럼 길게 연결된 형태로 인간의 소화 효소로는 분해할 수 없는 물질이다. 당이 3~9개 연결된 짧은 형태는 올리고당이라고 부르는데, 최근에는 이것도 식이섬유의 범주에 포함하는 추세다. 당질에는 포도당처럼 당이 하나뿐인 단당류, 설탕처럼 당이 2개 연결된 이당류, 전분처럼 여러 개의 당이 연결된 다당류가 있으며, 사슬 길이가 짧을수록 소화와 체내 흡수가 빠르다.

식이섬유의 정의는 나라마다 조금씩 다를 수 있지만, 주로 인간의 소화 효소로 분해할 수 없는 난소화성 탄수화물을 의미한다. 체내에서 흡수되지 않기 때문에 영양 목적으로 활용할 수 없다는 점에서 오랫동안 영양학적으로 중요하게 다뤄지지 않았던 성분이지만, '소화되지 못하고 대장까지 도달'하여 장 건강에 기여한다.

장내 세균 중에서도 비피두스균을 비롯한 많은 유익균은 식이섬유 같은 탄수화물을 먹이로 삼는다. 하지만 포도당과 설탕, 전분 등 인간의 소화 효소로 소화할 수 있는 물질은 소장에서 흡수되어 대장까지 도달하지 못한다. 이런 이유로 장내 세균은 소화되지 못하고 대장에 도달한 식이섬유를 분해하여 에너지원으로 사용하며 증식한다. 식이섬유를 먹고 사는 균이 증가하면 대장에서 아세트산이나 부티르산 등의 단쇄지방산도 함께 늘어난다.

앞서 여러 차례 언급했듯이, 단쇄지방산은 장을 산성화하여 유해균이 증식하기 어려운 환경을 조성하거나, 장관 내벽을 덮고 있는 세포를 강화하여 이물질의 침입을 막는 장벽 기능을 유지하는 데 중요한 역할을 한다. 최근 연구에서는 단쇄지방산이 알레르기나 염증 등의 과도한 면역 반응을 억제하고, 지방 대사를 개선하는 데 도움을 주는 것으로 밝혀졌다. 우리 몸의 각 장기에는 단쇄지방산의 수용체가 존재하는데, 이들은 대장에서 오는 단쇄지방산을 기다리고 있다. 말하자면 단쇄지방산이 보내는 신호에 따라 우리 몸의 기능이 조절되고 있는 것이다.

장내 세균의 수와 종류, 균형은 사람마다 다르다. 아무리 좋은 유산균이나 비피두스균을 섭취해도 원래 자신의 장에 없던 균은 정착하지 못한다. 일시적으로 장내 환경을 개선할 수는 있지만, 장기적으로 보면 자신만의 좋은 장내 세균총을 만들어가는 것이 더 좋다. 이를 위해서는 다양한 종류의 식이섬유를 충분히 섭취하여 유익균을 늘려 나갈 필요가 있다.

 ## 식이섬유는 소화 효소로 분해할 수 없는 탄수화물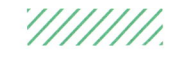

| 분류<br>(중합도) | 하위<br>분류 | 구성물질 | 소화성 | 『일본인의<br>식사 섭취 기준<br>(2025년판)』분류 | | 『일본 식품<br>표준 성분표<br>(2020년판)』분류 |
|---|---|---|---|---|---|---|
| 당류<br>(1~2) | 단당류 | 포도당, 과당,<br>갈락토스 | 용이함 | 당질 | 당류 | 이용 가능<br>탄수화물 |
| | 이당류 | 자당, 맥아당, 유당,<br>트레할로스 등 | | | | |
| 다당류<br>(10 이상) | 전분 | 아밀로스,<br>아밀로펙틴 등 | | | | |
| 당알코올<br>(1~2) | | 소르비톨, 만니톨 등 | | 탄수<br>화물 | | 당알코올 |
| 올리고당<br>(3~9)[1] | | 프락토올리고당,<br>갈락토올리고당 등 | 어려움 | | | 탄수<br>화물 |
| 불용성<br>식이섬유 | | 셀룰로오스,<br>리그닌 등 | | | 식이섬유 | |
| 고분자량<br>수용성<br>식이섬유 | | 펙틴, 구아검 등 | | | | 식이섬유 |
| 저분자량<br>수용성<br>식이섬유[2] | | 난소화성 덱스트린,<br>이눌린 등 | | | | |
| 난소화성<br>전분[2] | | | | | | |

1. 중합도 3~9의 탄수화물은 『일본 식품 표준 성분표(2020년판)』에 식이섬유로 분류되어 있지만, 효소 처리로 분해되는 (즉 인간 소화관에서 소화성이 높은) 말토올리고당은 「ADAC2011.25법」에 따라 식이섬유가 아닌 당류로 분류되어 에너지 계산에 포함된다.
2. 프로스키 변법에서는 측정되지 않았으나 「ADAC2011.25법」에서는 측정된다.

## //// 식이섬유 섭취량은 턱없이 부족

"식이섬유가 부족하다"는 말을 자주 듣게 되는데, 실제로 얼마나 부족한 걸까? 후생노동성의 『일본인의 식사 섭취 기준(2020년판)』에 따르면, 성인의 하루 식이섬유 섭취 목표량은 남성은 21g 이상, 여성은 18g 이상이다.* 그러나 2019년 국민건강영양조사에 따르면, 20세 이상 일본인의 하루 식이섬유 섭취량 중앙값은 18g(남성 19g, 여성 17.1g)으로 나타났다. 수치만 보면 목표치에 근접하지만, 여전히 부족하다고 평가할 수밖에 없는 이유는 두 가지가 있다.

첫 번째 이유는 애초에 목표 섭취량 자체가 충분하지 않다는 점이다. 세계보건기구 WHO는 생활습관병 발병률이나 사망률과 관련된 역학 조사를 바탕으로, 10세 이상은 하루 최소 25g 이상(2~5세는 최소 15g, 6~9세는 최소 21g)의 자연 유래 식이섬유 섭취를 권장한다. 일본인의 목표 섭취량도 이를 참고하여 설정되었지만, 기준을 정할 때 참고한 2016년의 국민건강영양조사에 따르면, 하루 식이섬유 섭취량 중앙값은 20세 이

---

• 한국인의 식이섬유 충분섭취량은 30~49세 기준 남성은 30g, 여성은 20g으로 설정되어 있다. 충분섭취량은 대상 인구 집단의 건강을 유지하는 데 충분한 양을 설정한 것이다.

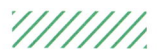 ## 식이섬유 섭취량이 많을수록 총사망 위험이 감소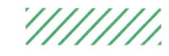

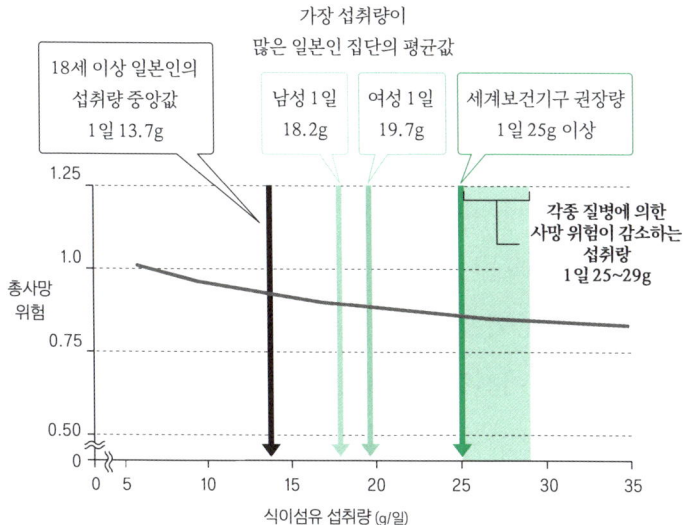

135개의 전향적 연구와 58개의 임상 시험을 분석하여 산출한 식이섬유 섭취량과 사망률의 관계를 나타낸 데이터에 따르면, 식이섬유 섭취량이 많을수록 사망 위험이 감소하는 것으로 나타났다.

상 남성이 14g, 20세 이상 여성이 15g으로 이에 미치지 못했다. 그 이후로도 일본인의 식생활은 거의 변하지 않았다.

 그렇다면 왜 2019년 섭취량이 증가한 것처럼 보일까? 그 이유는 두 번째 요인에 있다. 식이섬유 측정 방법이 바뀌었기 때문이다. 2018년 이후 국제 기준을 따라 식이섬유를 측정하게 되면서 백미 등 일부 식품은 이전보다 함유량이 늘어나게 되었다.

 그 결과 국민건강영양조사에서 보고된 식이섬유 섭취량 수치가 이전 조사보다 더 높게 나타났다. 다시 말해 실제로 식이섬유 섭취량이 증가한 것이 아니라 숫자상으로 늘어난 것처럼 보일 뿐이며, 여전히 식이섬유 섭취량은 부족한 상황이다. 현재의 섭취량에 만족하지 않고 의식적으로 더 많이 섭취할 필요가 있다.

## 식이섬유 부족은 생활습관병 위험을 높여

 식이섬유 섭취로 기대할 수 있는 건강 효과는 단지 장내 환경 개선에 국한되지 않는다. 과거에는 식이섬유의 효과라고 하면 배변 개선이나 대장암 예방 정도를 꼽았다. 2000년대 들

##  식이섬유를 섭취하면 예방할 수 있는 질병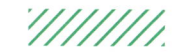

식이섬유를 충분히 섭취하면 다양한 질병의 위험을 낮춘다는 연구 결과가 다수 존재한다.

- 총사망률
- 심근경색
- 뇌졸중
- 순환기 질환
- 제2형 당뇨병
- 유방암
- 위암
- 대장암
- 대사증후군
- 체중, 수축기 혈압, 총 콜레스테롤 수치
- 만성 변비

## 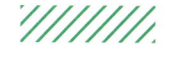 정장 작용에서 질병 예방으로 확장된 식이섬유의 효과

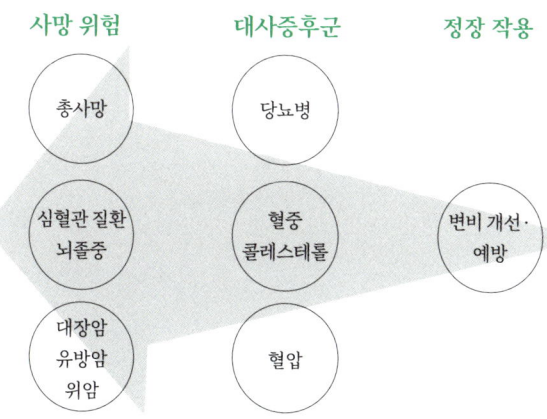

과거에는 식이섬유의 기대 효과가 주로 변비 개선에 국한되었지만, 이후 생활습관병 발병 위험에 이어 최근에는 암, 사망 위험과의 연관성도 밝혀졌다.

어 장내 세균 연구가 비약적으로 발전하면서, 식이섬유 섭취량이 많을수록 심근경색·뇌졸중·순환기 질환·제2형 당뇨병 같은 생활습관병의 발병 및 그로 인한 사망 위험이 낮아진다는 사실이 밝혀졌다.

최근에는 위암이나 유방암의 발병 위험과 식이섬유 섭취량의 연관성을 규명한 연구 결과도 세계 각국에서 잇달아 발표되었다. 일본인을 대상으로 한 연구에서는 국립암연구센터의 다목적 코호트 연구에서 여러 암과 식이섬유 섭취량의 연관성을 보여주는 결과를 발표했다. 쓰쿠바대학 연구팀도 식이섬유 섭취량이 적은 사람은 요양이 필요한 상태의 치매 발병 위험이 높다는 연구 결과를 발표했다.[1]

최근 큰 주목을 받은 연구 중 하나는 식이섬유 섭취량이 암 치료제 효과에 영향을 미친다는 연구 결과다(7장 참조). 미국의 연구팀이 2021년 면역관문억제제를 사용하는 암 환자의 생존율과 식이섬유 섭취량을 조사한 결과, 하루 20g 이상의 식이섬유를 섭취한 사람들이 더 높은 생존율을 보였다.[2]

이 연구에서는 생존율뿐 아니라 쥐 실험을 통해 약물 효과에 대해서도 조사했는데, 식이섬유를 많이 섭취할수록 암을 죽이는 면역 세포의 활성이 향상된다는 사실이 확인되었다. 연구팀은 "종양을 공격하는 면역 체계에서 식이섬유를 섭취함으로써 활성이 향상된 장내 세균총이 매우 중요한 역할을 담당할 가능성이 있다"고 밝혔다.

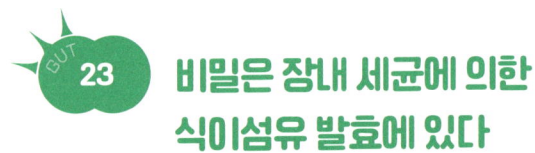

## 비밀은 장내 세균에 의한 식이섬유 발효에 있다

현재 연구자들 사이에서 주목받고 있는 것은 장내 세균에 의한 식이섬유의 '발효'이다. 발효란 미생물이 먹이가 되는 물질을 이용하여 대사물을 만드는 과정으로, 장내 세균이 손쉽게 이용할 수 있는 식이섬유를 '발효성 식이섬유'라고 한다.

과거에는 식이섬유의 '기능'을 고려한 분류는 물에 녹는지 여부에 따라 수용과 불용성으로 나누는 물성 기준을 적용하는 것이 일반적이었다. 물에 녹지 않는 '불용성 식이섬유'는 대변의 부피를 늘리고 장내 유해 물질의 배출을 촉진하며, 물에 녹는 '수용성 식이섬유'는 당과 지방의 흡수를 지연하는 작용을 하기 때문이다.

그러나 탄수화물 발효로 증가하는 단쇄지방산의 기능이 밝혀지면서 물성보다는 '어떻게 발효시킬 것인가'에 주목하는 연구자가 더 많아졌다. 앞으로는 고발효성인가 저발효성인가, 즉 장내 세균이 이용할 수 있는지 여부가 더욱 중요해질 것이다.

일반적으로 수용성 식이섬유는 대부분 장내 세균에 의해 분해되는 발효성이며, 식물의 세포벽을 구성하는 셀룰로오스 같은 불용성 식이섬유는 장내 세균에 의해 분해나 대사가 불가능한 비발효성이 많다.

다만 모든 불용성 식이섬유가 비발효성인 것은 아니며, 쌀겨·밀 껍질·옥수수·호밀·귀리 등에 포함된 아라비노자일란Arabinoxylan 같이 불용성이지만 장내 세균에 의해 분해되는 것도 있다. 이런 식이섬유의 유용한 기능을 놓치지 않기 위해서라도 발효성과 비발효성으로 분류하는 것은 중요하다.

서구에서는 이미 발효성 식이섬유는 '맥MAC, Microbiota-Accessible Carbohydrates(장내 세균이 이용 가능한 탄수화물)', 발효성 식이섬유를 다량 함유한 식품은 '고발효성 식이섬유High MAC' 식품이라 부르며 다른 식품과 차별화되고 있다.

발효성 식이섬유는 통곡물과 과일, 채소, 버섯 등에 풍부하며, 매일 주식으로 먹는 곡물로 섭취하는 것이 중요하다. 서구에서는 시리얼이나 오트밀을 많이 먹기 때문에 일본인에 비해 식이섬유 섭취량이 많은 것으로 보인다.

## 고발효성 식이섬유를 함유한 주요 식재료

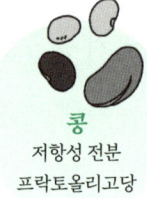

**콩**
저항성 전분
프락토올리고당

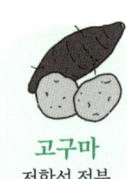

**고구마**
저항성 전분

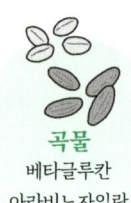

**곡물**
베타글루칸
아라비노자일란

고발효성 식이섬유
# High MAC

일반적인 수용성 식이섬유 외에도
곡물에 풍부한 불용성 아라비노자일란과
난소화성 전분도 포함된다.

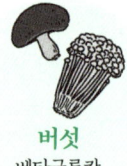

**버섯**
베타글루칸

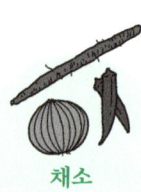

**채소**
펙틴
이눌린

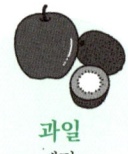

**과일**
펙틴

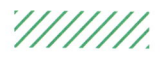 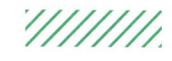

## 발효성 식이섬유가 풍부한 식품 목록

| 식품명 | 발효성 식이섬유량(g) | 주요 발효성 식이섬유 종류 |
|---|---|---|
| 귀리 오트밀 | 3.2 | 베타글루칸 |
| 납작보리밥 | 2.6 | 베타글루칸 |
| 밀겨(밀기울)[1] | 22.0 | 아라비노자일란 |
| 현미밥[1] | 0.9 | 아라비노자일란 |
| 삶은 소면 | 1.8 | 아라비노자일란 |
| 통밀가루[1] | 5.8 | 아라비노자일란 |
| 감자(껍질 포함, 전자레인지 조리) | 1.9 | 난소화성 전분 |
| 삶은 팥 통조림 | 0.5 | 난소화성 전분 |
| 삶은 콩 | 2.2 | 프락토올리고당 |
| 찐 콩 | 4.2 | 프락토올리고당 |
| 콩가루(전분) | 2.7 | 프락토올리고당 |
| 삶은 오크라 | 1.6 | 펙틴 |
| 삶은 우엉 | 2.7 | 이눌린 |
| 데친 쑥갓 | 1.1 | 이눌린 |
| 사과(껍질 포함) | 0.5 | 펙틴 |
| 표고버섯 | 0.8 | 베타글루칸 |
| 팽이버섯 | 1.0 | 베타글루칸 |
| 생미역[2] | 1.0 | 수분 89%로 계산 |
| 톳[2] | 1.0 | 수분 94.5%로 계산 |

※ 해조류는 수분을 더해 보정했으며, 모두 100g 기준
1. 전곡류는 『일본 식품 표준 성분표(2021년판)』에서 산출된 값을 오쓰마여자대학 아오에 세이이치로 교수가 문헌 값을 기반으로 계산한 불용성 식이섬유 내 발효성 식이섬유량을 추가한 수치
2. 요시에 유미코, 《일본수산학회지》, 67, 619-622(2001). 그 밖의 식자재는 『일본 식품 표준 성분표(2021년판)』에서 산출

일본인의 식이섬유 섭취량이 줄어든 이유 중 하나는, 식이섬유가 풍부한 쌀겨를 제거한 백미나 정제된 밀가루로 만든 빵과 면류를 먹는 기회가 늘었기 때문이다. 식이섬유 부족 문제를 개선하려면 이 부분을 조정하는 것이 가장 효과적인 방법이다. 매 끼니에 실천할 필요는 없지만, 가능하면 하루 세끼 중 한 끼는 현미, 잡곡, 보리를 섞어 먹는 등 주식에 약간의 변화를 주는 것이 좋다.

식이섬유 측정 방법이 변경되면서 새롭게 주목받는 식재료가 콩이다. 콩의 식이섬유 함유량이 기존에 생각했던 것보다 더 많다는 사실이 밝혀졌기 때문이다. 콩에는 이눌린·올리고당 등 발효되기 쉬운 식이섬유가 풍부하며, 찐 콩 100g당 수용성 식이섬유는 약 4g, 불용성 식이섬유를 포함하면 약 10g의 식이섬유를 함유하고 있다(수치는 『일본 식품 표준 성분표(2023년판)』 기준).

## 고발효성 식이섬유는 칼로리 있어

다만 장내 세균이 즐겨 먹는다는 것은 그 식이섬유가 분해되어 에너지원으로 활용된다는 의미임에 주의할 필요가 있

## 식이섬유의 에너지 환산 계수

❶ 대장에 도달하여 완전히 발효되는 식이섬유는 1g당 2kcal로 환산한다.
❷ 발효 분해가 일어나지 않는 식이섬유는 원칙적으로 1g당 0kcal로 환산한다.
❸ 발효율이 명확한 식이섬유는 다음과 같이 환산한다.
  발효 분해율이 25% 미만인 것은 1g당 0kcal
  발효 분해율이 25% 이상 75% 미만인 것은 1g당 1kcal
  발효 분해율이 75% 이상인 것은 1g당 2kcal

| 기능성 표시 식품 등에 사용되는 식이섬유 소재명 | 에너지 환산 계수 (kcal/g) |
|---|---|
| • 한천<br>• 잔탄검<br>• 차전자피<br>• 젤란검<br>• 셀룰로오스<br>• 저분자화 알긴산나트륨<br>• 폴리덱스트로스 | 0<br>분해율 25% 미만 |
| • 아라비아검<br>• 난소화성 덱스트린<br>• 비트 추출 식이섬유 | 1<br>분해율 25% 이상 75% 미만 |
| • 구아검(구아꽃, 구알검)<br>• 구아검 효소 분해물<br>• 밀배아<br>• 습열 처리 전분(난소화성 전분)<br>• 수용성 대두 식이섬유 WSSF<br>• 타마린드씨검<br>• 플루란 | 2<br>(고발효성)<br>분해율 75% 이상 |

※ 계수는 후생노동성의 〈영양 표시 기준에 따른 영양 성분 등의 분석 방법 등에 대해서〉(일부 개정, 2003년 2월 17일)를 참조했다.

다. 발효 분해가 일어나지 않거나, 분해율이 25% 미만일 경우에는 1g당 0kcal로 계산되지만, 분해율이 25% 이상 75% 미만일 경우는 1kcal, 75% 이상이면 2kcal로 환산된다.

흔히 "식이섬유는 칼로리가 없어서 다이어트에 도움이 된다"고 생각하기 쉬운데, 모든 식이섬유가 제로 칼로리인 것은 아니다. 예를 들어 한때 다이어트에 효과적이라는 이유로 화제가 된 한천은 비발효성 식이섬유이기 때문에 1g당 0kcal이지만, 구아 콩의 분말로 식품 첨가물로 널리 사용되는 구아검은 분해율이 75% 이상이기 때문에 1g당 2kcal이다.

## //// 배가 꾸르륵대는 것은 발효 속도 때문?

장이 민감한 사람들은 발효성 식이섬유가 풍부한 음식을 먹으면 배가 꾸르륵댈까 봐 걱정하곤 한다. 특히 포드맵 FODMAP, Fermentable Oligosaccharides, Disaccharides, Monosaccharides, And Polyols 식품에 대해 들어본 사람들은 이런 생각이 더욱 강할 수 있다. 포드맵은 발효성 올리고당, 락토스(유당) · 프럭토스(과당) 같은 이당류, 단당류, 당알코올 등 당의 결합 개수가 적고 장내 세균에 의한 발효 속도가 빠른 탄수화물을 의미한다.

포드맵 식품이 소장에서 완전히 소화·흡수되지 않고 대장으로 유입되어 급격히 발효가 일어나면, 그 과정에서 생성된 가스가 장을 자극하여 배가 더부룩하거나 아프거나 할 수 있다. 장내 환경이 급격히 산성화되면서 설사를 할 수도 있다. 이런 이유로 복통이나 설사 등의 배변 장애를 겪는 과민대장증후군에 걸린 사람들은 포드맵 식품을 피하라고 권고한다. 하지만 이는 발효 속도의 문제일 뿐, 발효 자체가 장에 나쁜 것은 아니다.

발효성 식이섬유 함유량이 많은 High MAC 식품이 곧 포드맵 식품은 아니라는 점도 명심할 필요가 있다. 장이 불안정한 사람은 발효 속도가 빠른 올리고당이 함유된 식품은 피하는 것이 좋지만, 발효성 식이섬유 함유량이 많은 식품 중에서도 소화와 발효가 천천히 진행되는 것이라면 문제가 없다.

중요한 점은 다양한 음식을 고루 섭취하는 것이다. 발효 속도가 서로 다른 식이섬유를 함께 섭취한다면 가스가 급격히 발생하지 않을 것이고, 장의 넓은 범위에서 발효가 일어나면서 유익균이 증가하는 범위도 확대될 것으로 추정된다.

장내 유해 물질의 배출에는 비발효성 식이섬유도 필요하다. 발효성 식이섬유만 섭취하면 된다고 생각해서는 안 된다. 장내 세균도 식사도 다양성이 중요한 만큼 가리지 않고 다양

 ## 포드맵이란?

소장에서 소화흡수되기 어려운 단쇄 탄수화물로, 올리고당이나 단당류 등 발효 속도가 빠른 성분을 포함한다. 양파, 마늘, 락교(염교), 부추, 셀러리, 아스파라거스, 김치, 낫토 등에 풍부하다고 알려져 있다.

- **F** fermentable — 발효성
- **O** oligosaccharides — 올리고당(플루크탄, 갈락토올리고당)
- **D** disaccharides — 이당류(락토스)
- **M** monosaccharides — 단당류(프럭토스)

AND

- **P** polyols — 당알코올(소르비톨, 만니톨, 이소말트, 자일리톨, 글리세롤)

### 발효 속도에 차이가 있다
단시간 분변 배양(4시간) 시 가스 발생량(mL/g)

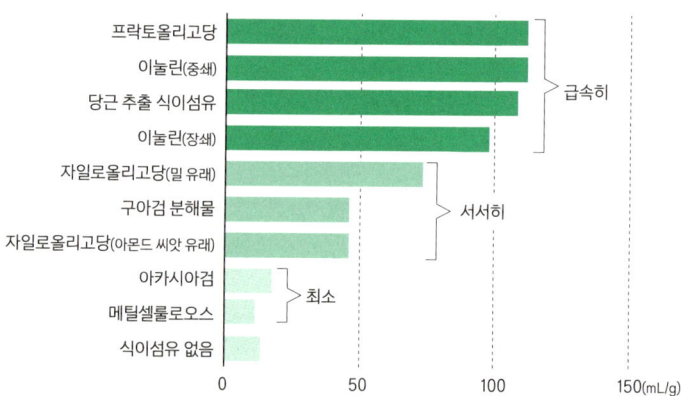

15종의 식이섬유를 건강한 성인 3명의 대변을 녹인 용액에 각각 추가하여 배양한 뒤, 4시간 동안 발효로 발생하는 가스의 양을 측정했다(데이터는 그중 9종을 추출했다). 그 결과 식이섬유의 종류에 따라 발효 속도가 다르게 나타났다.

한 식물성 식품을 섭취해야 한다.

세계 장수 지역 블루존을 연구한 댄 뷰트너에 따르면, 지역마다 섭취하는 식재료는 다르지만 대체로 콩류, 견과류, 통곡물, 허브, 녹색 채소 등 식이섬유가 풍부한 식재료를 많이 먹는다고 한다. 이는 우리가 조사한 교탄고 지역의 식생활과도 유사하다. 일본 국내 연구에 따르면, 보리를 섭취하면 내장지방 면적과 음의 상관관계가 있는 블라우티아균이나 부티르산 생성균의 일종인 아가토박터*Agathobacter*속의 세균이 증가하고, 혈당 개선 효과가 보고된 아젤리산*Azelaic acid* 등의 대사물질이 늘어나는 것으로 나타났다.[3]

## //// 프로바이오틱스보다 식물성 요구르트

"설사와 변비가 반복되는데 어떤 균을 섭취해야 좋을까요? 그것을 효율적으로 섭취하려면 어떤 식품을 먹어야 할까요? 피부 미용이나 다이어트 효과가 있는 균도 알려주세요"라는 질문을 종종 받는다. 이는 의사 입장에서 대답하기 어려운 질문 중 하나다.

최근 다양한 제조사에서 기능성을 강조한 유산균 함유 식품이 출시되고 있다. 그중에는 '장 건강 개선', '배변 활동 도움', '내장지방 감소 효과' 등을 강조한 식품도 많다. 하지만 실제로 이런 유산균 식품을 섭취했음에도 불구하고 이렇다 할 효과를 보지 못한 사람도 있을 것이다.

프로바이오틱스, 즉 살아있는 균을 섭취하면 건강에 긍정적인 영향을 줄 수 있다는 다양한 연구 결과가 발표되었다. 그러나 이는 어디까지나 식품으로서 보조적으로 활용하는 것을 전제로 하며 의학적 근거 수준은 상대적으로 낮을 수밖에 없다. 예를 들어 『변통이상증 진료 가이드라인 2023: 만성 변비증』에 따르면, 일부 프로바이오틱스가 변비 환자의 배변 횟수 증가나 복부 증상 개선에 효과를 보이기도 하지만, 전반적으로는 팽창설사제나 한방약 등과 함께 '근거가 충분하지 않다'고 기재되어 있다. 다시 말해 프로바이오틱스는 대체 또는 보조 치료제로 제한적으로 고려된다는 것이다.

설사에 관해서도 "남성의 설사증에 프로바이오틱스가 유효한 경우가 있다"고 기술되어 있으나, 이 역시 의학적 근거 수준이 낮은 것으로 평가되고 있다. 그 이유는 임상 시험의 수준이나 규모가 의약품과 다를 뿐 아니라 장내 세균에 대한 접근이 쉽지 않기 때문이다. 이미 장내 세균총이 확립된 성인의 장에 외부에서 프로바이오틱스를 투입해도 정착되지 않으며, 균을 섭취하는 동안에는 어느 정도 영향을 미칠 수 있지만 개인의 특유한 장내 세균 구성에 큰 변화를 일으키는 것은 불가능하다. 장내 세균총의 구성은 개인차가 크기 때문에 사람에 따라 프로바이오틱스를 섭취해도 두드러지는 효과가 없을 수도 있다.

한편 의료 기관에서 항생제 등과 함께 유산균 제제나 비피두스균 제제를 처방할 수 있다. 이는 일본 프로바이오틱스의 선구자적 접근으로, 어린이의 감염성 설사 치료에 유산균과 비피두스균이 효과가 있다는 연구 결과에서 비롯되었다. 이런 경험을 바탕으로 의료 현장에서도 유산균 제제가 사용되기 시작한 것이다. 하지만 현대 사회에서 자주 발생하는 정신적 스트레스가 원인인 성인의 설사나 변비에 대해서는 같은 방식으로 증상을 개선할 수 있는지 여부는 명확하지 않다. 효과를 기대하려면 새로운 검증이 필요할 수 있다.

식품 형태의 유산균 섭취는 어디까지나 보조적인 수단으로 활용하는 것이 적절하다. 단순히 배변을 원활하게 하고자 한다면, 비피두스균을 직접 섭취하거나 비피두스균의 증식을 도와주는 균을 섭취하는 것이 도움이 될 수 있다.

이때 비피두스균이나 기능성 유산균은 일반적인 요구르트에는 들어있지 않다는 점에 주의해야 한다. 비피두스균을 섭취하고 싶다면, 요구르트에 비피두스균을 추가한 '비피두스균 요구르트'를 선택해야 한다. 기능성 유산균도 대부분 '요구르트를 만드는' 균이 아니라 나중에 첨가된 것이다. "비피두스균을 늘린다"고 광고하면서 비피두스균이 없는 요구르트도 있는데, 장내에 원래 비피두스균이 없는 사람은 이런 제품을 먹어도 아무런 의미가 없을 수 있다. 일정 기간 먹어봐도 특별히 상태가 좋아지지 않는다면, 다른 제품으로 교체하는 것이 바람직하다.

개인적으로 나는 장내에 있는 유익균을 늘리려면 다양한 식재료를 통해 식이섬유를 섭취하는 것이 더 중요하다고 생각한다. 최근에는 식이섬유가 풍부한 콩으로 만든 식물성 요구르트도 있는데, 일반 요구르트를 먹으면 설사를 하는 사람들에게 추천한다. 일단 요구르트 판매대를 천천히 둘러볼 필요가 있다.

장내 세균 연구에 따르면, 장내 세균의 균형이 건강 유지, 비만, 체중 감소의 용이성, 질병 위험 등을 결정하는 데 중요한 역할을 하는 것으로 밝혀졌다. 일본인 대상 연구에서도 일부 장내 세균이 비만이나 당뇨병의 위험을 낮출 수 있는 후보군으로 제시되고 있다. 다만 아직까지 사람을 대상으로 한 본격적인 임상 시험이 충분히 이루어지지 않았으며, 특정 세균을 선택적으로 늘리거나 줄이는 방법이 밝혀지기까지는 시간이 필요할 것으로 보인다.

## 인공감미료, 달콤한 음료도 멀리해야

일반인의 관심이 높은 주제 중 하나가 바로 '인공감미료'다. 최근에는 수크랄로스 같은 인공감미료와 소르비톨·만니톨·에리스리톨 같은 당알코올 계열의 저칼로리 감미료가 청량음료와 간식류에 광범위하게 사용되고 있다. 그러나 이런 감미료는 장내 세균총의 불균형을 초래하거나 설사를 유발할 수 있다.

설사를 일으키는 정확한 작용 기전은 아직 밝혀지지 않았다. 다만 저칼로리 감미료는 단맛을 내지만 사람이 소화하거나 흡수할 수 없기 때문에 칼로리로 전환되기 어렵다. 소장에서 흡수되지 않고 그대로 대장까지 내려가는데, 일부 장내 세균이 이를 영양원으로 활용할 수 있는 것으로 추정된다. 그런 특정 장내 세균만이 이용할 수 있는 인공감미료나 당알코올을 일상적으로 섭취하다 보면 장내 세균의 균형이 무너지고, 그 결과 장의 장벽 기능이 손상될 수 있다는 가능성이 제기되고 있다.

장벽 기능은 장 내부에서 체내로 이물질이 침투하지 못하도록 막아주는 중요한 방어 시스템이다. 장의 안쪽은 단단하게 결합된 단층의 상피세포층과 그 위를 덮는 점액층으로 구성되어 있으며, 건강한 장에서는 장내 세균과 그 파편, 음식 찌꺼기 등 다양한 이물질이 이 장벽을 통과하지 못하도록 철저히 차단된다. 그러나 세포 재생이나 점액 생성이 원활하지 않거나 장벽이 손상되어 미세한 틈이 생기면, 원래는 체내에 들어가서는 안 되는 외부 물질이나 염증 유발 물질이 혈류를 타고 침투할 수 있다.

비만과 당뇨병 예방을 목적으로 수십 년간 전 세계적으로 사용되어 온 인공감미료는 최근 들어 건강에 악영향을 줄 수 있다는 우려가 제기되고 있다. 그 배경에는 장내 세균총의 불균형과 장내 환경의 악화 가능성이 자리하고 있으며, 이를 지적하는 연구들도 점차 늘고 있다.

인공감미료의 섭취에 있어 적정량이나 과다 섭취 기준은 아직 명확하게 정립되지 않았다. 그러나 장내 세균에 미치는 영향을 고려할 때, 인공감미료뿐 아니라 설탕을 포함한 단맛이 강한 음식, 특히 단 음료 섭취는 가급적 줄이는 것이 바람직하다. 음료 한 병에 들어 있는 인공감미료의 양은 많지 않을

수 있다. 하지만 매일 일정한 시간에 수분 보충이나 에너지 충전의 목적으로 단 음료를 마신다면, 이번 기회에 개선하는 것이 좋다.

## 기능성 표시 식품에 사용되는 식이섬유

| 식이섬유명 | 식재료명 | 당 흡수/혈당 수치 | 지방 (내장지방·중성지방) | 장 건강 조절 |
|---|---|---|---|---|
| 구아검 분해물 | 구아콩 | ○ | — | ○ |
| 이눌린 | 치커리, 우엉, 국화 뿌리 등 | ○ | ○ | ○ |
| 아라비노자일란 | 밀(밀 유래 아라비노자일란) | ○ | — | ○ |
| 차전자피 유래 식이섬유 | 차전자피 | ○ | ○ | ○ |
| 이소말토덱스트린 | 옥수수 등 | ○ | ○ | ○ |
| 난소화성 덱스트린 | 옥수수, 밀 등 | ○ | ○ | ○ |
| 베타글루칸 | 보리(*보리 베타글루칸) | ○ | — | ○ |
| 폴리덱스트로스 | 옥수수 등 | ○ | ○ | ○ |
| 펙틴 | 사과(*사과 유래 HM 펙틴) | ○ | — | — |
| 불용성 전분 | 옥수수(*온열 처리 불용성 전분) | ○ | — | — |
| 새싹보리 유래 식이섬유 | 보리 | — | — | ○ |
| 한천 | 한천(*한천 유래 갈락탄) | — | — | ○ |
| 셀룰로오스 | 쿠마 대나무풀, 얼룩조릿대 (*쿠마 대나무풀 유래 홀로셀룰로오스) | — | — | ○ |
| 난소화성 다당류 | 밀(*밀겨 유래 난소화성 다당류) | — | — | ○ |

*대표적인 기능성 관여 성분
- 수용성
- 불용성
- 수용성 + 불용성

| | 변비·배변·장운동 | 장내 환경 | 발효성 분류 | 동물성·식물성 또는 제조 방법 | 『변통이상증 진료 가이드라인 2023』 수록 여부 | 기타 |
|---|---|---|---|---|---|---|
| | ○ | ○ | 고발효성 | 식물성 | ○ | 약간 부드러운 변 |
| | ○ | ○ | 고발효성 | 식물성 | — | 피부 |
| | ○ | ○ | 고발효성 | 식물성 | — | |
| | ○ | — | 무발효성 | 식물성 | ○ | |
| | ○ | ○ | 고발효성 | 인공 합성물 | — | |
| | ○ | ○ | 저발효성 | 인공 합성물 | — | BMI |
| | — | ○ | 고발효성 | 식물성 | — | 콜레스테롤 |
| | ○ | — | 무발효성 | 인공 합성물 | — | |
| | — | | 고발효성 | 식물성 | — | |
| | — | ○ | 고발효성 | — | — | |
| | ○ | ○ | 정보 없음 | 식물성 | — | 피부 |
| | ○ | | 무발효성 | 식물성 | — | |
| | ○ | | 무발효성 | 식물성 | — | |
| | — | — | 정보 없음 | 식물성 | — | |

· 부족한 식이섬유를 보충하려는 사람들을 위해 기능을 요약했다.
· 타이요화학이 작성한 『식이섬유 매핑 2024』에서 발췌한 것으로, 기능성 표시 식품 등 건강 인증 표시(Health Claim)를 바탕으로 작성했다(2023년 12월 기준).

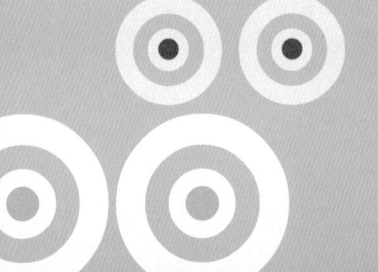

# 10장

## 장내 세균을 표적으로 한 새로운 의료

한방약, 분변 이식, 마이크로바이옴 신약

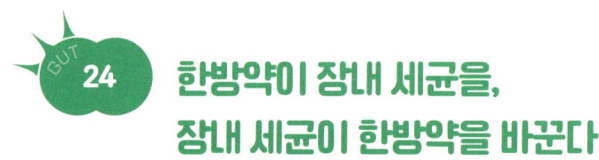

## 한방약이 장내 세균을, 장내 세균이 한방약을 바꾼다

이번에는 장내 세균과 의료의 연관성에 대해 이제까지 밝혀진 내용과 분변 이식 치료법의 현황에 대해 살펴본다.

### 한방약이 사람마다 약효가 다른 이유

약물의 효과도 장내 세균의 영향을 받는다는 사실이 밝혀지면서 이를 다루는 '약물 마이크로바이옴Pharmacomicrobiomics'이라는 연구 분야가 주목받고 있다. 앞서 언급한 면역관문억제제 외에 이 분야에서 활발히 연구되고 있는 대상은 바로 한방약이다.

한방약의 효능을 나타내는 주요 성분은 대부분 당이 붙은 배당체(글리코사이드) 형태로 존재하는데, 이 상태로는 장에서 흡수되지 않는다. 그러나 장내 세균의 작용으로 배당체에서 당 사슬이 제거되어 아글리콘Aglycone이라는 형태로 전환되면 흡수와 약효 발현이 가능해진다. 다시 말해 장내 세균이 이를 대사하여 활성화하는 과정을 거쳐야 하는 것이다.

이런 이유로 개인의 장내 세균 구성이나 기능에 따라 한방약에 대한 반응이 다른 것은 당연한 일이다. 앞으로는 개인의 장내 미생물 정보를 바탕으로 한방약의 종류나 용량을 조절하는 접근이 필요할 수 있다.

인진호탕은 간 질환이나 황달 치료에 사용되는 한방약으로 인진호, 산치자(치자), 대황이 들어 있다. 특히 치자 성분이 장내 세균에 의해 제니핀Genipin이라는 활성체로 변환되어 간 질환 예방에 중요한 역할을 한다. 이 제니핀이 간을 보호하는 작용을 하기 때문이다. 장내 세균총이 없는 무균 쥐는 인진호탕의 간 보호 작용이 관찰되지 않는 것으로 나타났다.[1]

십전대보탕은 노화로 인한 근감소증(사르코페니아)과 누워서 지낼 위험이 있는 노쇠 예방에 사용되는 한방약이다. 십전대보탕을 투여한 쥐의 장에서는 인터페론 알파IFN-α라는 생리활성물질을 통한 면역 반응이 관찰되지만, 무균 쥐에서는 이런 반응이 나타나지 않았다. 이는 십전대보탕의 약효에 장내 세균총이 관여하고 있음을 시사한다. 인터페론 알파는 면역과 관련된 생리활성물질로, 장내 세균이 없으면 면역과 관련된 반응이 감소한다.

만성 변비증의 치료제로 일부 한약이 사용되고 있지만, 특히 대황감초탕은 유용한 것으로 알려져 있다. 한편으로 식사에서 유래한 장내 세균총의 변화에 따라 대황감초탕의 효과가 달라질 수 있다는 지적도 있다.[2] 대황감초탕에 포함된 센노사이드Sennoside가 장내 세균에 의해 활성 대사물인 라인앤트론Rheinanthrone으로 변환되어, 결장 상피세포막에 존재하는 아쿠아포린-3Aquaporin-3라는 물 분자의 이동 통로를 감소시킨다. 연구진은 이 아쿠아포린-3의 감소가 변을 묽게 만드는 원인이 될 수 있다고 보고 있다.

## 장 기능 개선에 활용되는 한방약

한방약도 장내 세균총을 변화시킬 수 있다. 한방약이 직접적인 효과를 나타내지 않더라도, 한방약에 의해 변화된 장내 세균총이 단쇄지방산 등을 포함한 새로운 대사물을 생성함으로써 간접적으로 작용할 수 있다. 이렇게 생성된 대사물의 변화는 다시 장내 세균총의 구성을 바꾸고, 이는 다시 한방약의 대사 과정에 영향을 줄 수 있다.

예를 들어 소화기 질환 수술 이후 자주 사용되는 한방약인 대건중탕大建中湯은 장과의 연관성을 주목한 연구가 다수 발표되고 있다. 최근에는 대건중탕의 직접적인 작용 외에도 장내 세균총을 변화시켜 단쇄지방산을 생성하는 간접적인 작용을 지적한 연구도 등장했으며, 근거 수준이 높은 논문도 간간이 보인다.

대건중탕에 포함된 교이膠飴는 쌀, 고구마, 감자, 옥수수 등 곡물의 전분을 맥아즙 등으로 당화한 물질로, 올리고당이나 말토덱스트린이 풍부하게 포함되어 있을 것으로 예상된다. 교이로 인해 장내 세균총이 변화하여 상처가 치유되는 작용 기전을 보여주는 연구도 보고된 바 있다.

이에 따라 우리 연구팀은 장 상피세포의 상처 치유에 단쇄지방산이 영향을 미치는지를 검증하기 위해 쥐를 대상으로 실험을 진행했다. 그 결과 다양한 단쇄지방산 중에서도 특히 아세트산이 상처 치유에 영향을 미친다는 사실을 확인했다.[3] 아세트산은 세포 내의 신호 전달을 담당하는 'Jun N 말단인산화효소JNK, c-Jun N-terminal Kinase'라는 면역과 관련된 물질을 활성화하고, 세포 이동에 관여하는 F-액틴F-actin이라는 단백질의 작용을 촉진하는 구조도 밝혀졌다. 단순히 상피세포의 상처 치유를 촉진할 뿐 아니라 장관 재생에도 유용하다고 여겨져 쥐 실험을 통해 검증을 진행하고 있다.

염증성 질환 모델 쥐를 대상으로 항염증 및 조직 복구 작용을 검토한 결과, 대건중탕이 락토바실러스 속 유익균을 증가시켜 프로피온산 생산이 증가하는 것으로 나타났다. 면역 세포인 제3형 선천성 림프구ILC3가 대장 상피세포에 작용하여 항균 펩타이드 생성과 조직 복구를 촉진하는 작용 기전도 보고되었다.[4]

방풍통성산防風通聖散에 관한 연구도 진행 중이다. 이 약은 대사증후군 증상을 보이는 사람들에게 자주 사용되는 한방약이다. 항노화 분야에서 주목하는 장내 세균인 아커만시아균 생성을 촉진하며, 당뇨병이나 비만 개선 효과와의 연관성이 주목받고 있다.[5] 더불어 방풍통성산은 손상된 장 점막 장벽을 회복시키는 효과가 있다는 보고도 있다.

급성 위장염 등에 사용되는 시령탕柴苓湯은 장내 세균총을 개선하고 장벽 기능 개선에 효과를 나타내는 한방약이다. 이 약은 항생제로 인한 장내 세균총의 불균형 회복과 장벽 기능 개선을 통해 전신을 보호하는 데 유용하다는 사실이 확인되었다.[6]

뿌리를 약재로 사용하는 시호柴胡와 황금을 넣은 대시호탕大柴胡湯은 장내 세균총을 변화시켜 비알콜성 지방간 질환 NAFLD 개선에 효과적이라는 동물 실험 결과도 보고되었다.[7]

대건중탕, 시령탕, 방풍통성산, 대시호탕 등은 장이 약해진 상태인 장 노쇠 개선에 도움이 될 수 있다. 다만 아직 밝혀지지 않은 부분이 많아 향후 연구를 통해 더 구체적인 작용 기전과 효과가 규명되기를 기대한다.

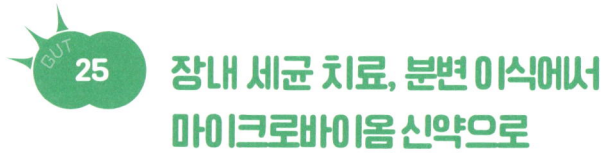

# 25 장내 세균 치료, 분변 이식에서 마이크로바이옴 신약으로

앞서 소개했듯이, 건강한 사람의 분변을 병든 사람에게 이식해 장내 세균총의 균형을 회복시키는 분변 이식은 장내 세균을 활용한 치료법의 출발점이었다. 이 치료가 어떻게 시작되었고, 일본에서는 어떻게 발전하고 있는지에 대해서도 살펴본다.

## 분변 이식, 어떤 사람에게 효과 있을까

2013년, 난치성 질환인 재발성 클로스트리디움 디피실 감염증Clostridium Difficile Infection 환자에게 건강한 사람의 분변을 이식하는 치료가 유효하다는 연구 결과가 발표되면서, 전 세계가 새로운 치료법에 큰 기대를 걸었다. 이 병은 대장 내 클로스트리디움 디피실이라는 균이 과도하게 증식해 발생하는 장염으로, 주로 항생제 과용 등으로 장내 세균의 균형이 무너졌을 때 발병한다.

당시 북미와 유럽에서는 클로스트리디움 디피실 감염증이 증가하고 있었으며, 특히 강한 독성을 가진 027형, 078형 균주에 의한 중증 사례와 사망 사례가 잇따르면서 전 세계적으로 대책 마련이 시급한 상황이었다. 미국 질병통제예방센터 CDC와 식품의약국 FDA에 따르면, 미국에서는 매년 약 50만 명이 클로스트리디움 디피실 감염증에 걸리며, 이 중 1만 5천 명에서 3만 명이 사망하는 것으로 알려져 있다. 이런 가운데 분변 이식 요법은 90% 이상의 무재발률을 보이며 강력한 치료 효과를 입증했다. 또한 이 치료를 통해 무너진 장내 세균총이 건강한 상태로 회복되는 것도 확인되었다.

일본에서는 환자 수가 적어 임상 시험이 진행되지 못했지만, 2022년 호주 애들레이드에 본사를 둔 기업 바이옴뱅크 BiomeBank는 연방의약품관리국 TGA으로부터 분변 이식 기법에 대한 승인을 받아, 클로스트리디움 디피실에 의해 발생하는 재발성 증상에 한해 적용이 가능하게 되었다. 미국 식품의약국도 2022년, 건강한 사람의 대변에 포함된 장내 세균을 이용한 제제인 레비오타 Rebyota를 클로스트리디움 디피실 감염증이 재발한 18세 이상의 환자에게 사용하도록 공식 승인했다.

장내 세균을 활용한 인체 유래 의약품이 선진국에서 의약품으로 승인된 것은 최소한 유럽, 미국, 일본 등의 선진국에서는 처음이다. 레비오타는 감염 질환 등이 없는 건강한 사람의 대변을 대변 검사와 혈액 검사를 통해 철저히 선별하여 제조에 활용한다.

이후 분변 이식을 장내 세균총의 불균형이 관여하는 다양한 질환에 응용하는 연구가 전 세계적으로 진행되고 있다. 특히 궤양성 대장염, 크론병과 같은 염증성 장질환, 자폐증 관련 질환, 면역관문억제제와의 병용 등 다양한 임상 연구가 활발히 진행되고 있다.

일본에서는 궤양성 대장염에 대한 분변 이식의 효과가 주목받으며 여러 파일럿 시험을 거쳐 준텐도대학 소화기내과의 이시카와 다이石川大 교수 연구팀을 중심으로 분변 이식 연구가 본격화되고 있다. 연구팀은 분변 이식 전에 세 가지 항생제(아목시실린·포스포마이신·메트로니다졸)를 복용하는 '항생제 병용 분변 이식A-FMT' 요법을 제창하고 2014년부터 임상 연구를 시작했다. 또한 분변 이식의 치료 효과에 유효균종(박테로이데스종)이 관련되어 있으며, 대변 이식을 통해 공여자의 장내 세균이 효과적으로 이식되어 장내 세균의 다양성이 회복된다는 점을 입증했다.

분변 이식, 곧 '분변 미생물 이식' 기법은 먼저 항생제를 복용해 교란된 장내 세균총을 재설정한 후, 대장내시경을 통해 공여자의 장내 세균을 대장 안쪽에 이식한다. 연구팀은 장기 경과를 추적 관찰한 결과, 궤양성 대장염 환자와 분변 공여자 간의 관계가 치료 효과에 영향을 미친다는 사실을 밝혀냈다. 이 연구를 통해 환자와 대변 공여자의 관계가 형제자매이거나, 나이 차이가 10세 이내(같은 세대)인 경우 분변 이식 요법의 장기적 치료 효과가 높다는 점이 확인되었다.[8]

A-FMT 요법은 경증에서 중등증의 좌측형·전대장염형 궤양성 대장염 환자를 대상으로 유효성과 안전성을 검토하기 위해 2023년 1월 '선진의료제도* B'로 승인되었다. 같은 달부터 '아목시실린·포스포마이신·메트로니다졸의 경구 투여 병용 및 동종 분변 미생물총 이식 병합 요법'이라는 명칭으로 준텐도대학의과대학 부속 준텐도병원에서 치료가 시작되었

* 일본에서는 안전성과 유효성에 대한 근거가 부족한 의료 기술로부터 국민을 보호하기 위해 건강보험에서 급여 항목과 비급여 항목 진료를 병용하는 행위를 금지하고 있는데, 새로운 의료 기술별로 적정 시설 기준을 충족하는 의료기관에 한해 보험 진료와의 병용을 허용하는 제도를 의미한다. (조수진. 2013.7. "일본의 '선진의료제도'". 《HIRA 정책 동향》 제7권 제4호. 건강보험심사평가원.)

으며, 이후 2023년에는 준텐도대학 시즈오카병원, 가나자와대학부속병원, 시가의과대학병원이 연구기관으로 추가 참여했다.

선진의료제도는 새로 개발된 의료 기술의 건강보험 적용 가능성을 평가하기 위해 도입된 제도로, B 등급은 미승인 의약품이나 새로운 의료 기술 등이 해당된다. 이번 연구에는 메타센테라퓨틱스가 공동 연구기관으로 참여해 장내 세균 공여자 모집, 분변 검체 관리, 장내 세균총 용액 조제와 품질 관리 등의 역할을 맡고 있다. 2024년 8월 현재 임상 시험은 순조롭게 진행되고 있으며, 올해 중으로 환자 등록이 마무리될 예정이다.

분변 이식 치료는 염증성 장 질환 외에도 당뇨병, 과민대장증후군 등 다양한 질환을 대상으로 한 임상 시험이 전 세계적으로 활발히 진행 중이며, 그 유효성에 대한 분석도 점차 진전을 보이고 있다.[9] 그러나 더욱 신중한 접근이 필요하며, 일본에서는 이시카와 교수 연구팀이 진행 중인 임상 시험의 안전성과 효과에 대한 결과를 바탕으로 향후 치료법의 발전이 기대되고 있다.

## 생균 치료제, 사용할 수 있을까

 살아있는 장내 세균을 활용해 병을 치료하거나 건강을 개선하는 생균 치료제LBPs, Live Biotherapeutic Products를 이용한 마이크로바이옴 기반 신약 개발도 전 세계적으로 본격화되고 있다. 게이오대학 혼다 켄야 교수 등이 발견한 특정 클로스트리디움 제제는 아쉽게도 신약 개발 단계까지는 도달하지 못했지만, 미국 연구팀이 개발한 8종의 장내 세균을 조합한 생균제 VE303은 임상 시험에서 클로스트리디움 디피실 감염증에 효과가 있다는 연구 결과가 보고되었다.[10] 궤양성 대장염을 대상으로 하는 경구용 생균 치료제(SER-287)도 임상 시험에서 임상적 관해율 40%, 내시경적 관해율 40%라는 긍정적인 결과가 보고되었다.[11] 이처럼 여러 종류의 생균을 조합해 장내 세균총의 불균형을 개선하고 치료 효과를 기대하는 다양한 임상 시험이 활발히 진행 중이다.

 '마이크로바이옴 신약'이라는 세균을 활용한 신약 개발 분야에서는 생균제 외에도 장내 세균이 생성하는 저분자 물질 및 펩타이드 투여, 박테리오파지를 이용한 체내 세균 조절, 유전자 편집 기술을 활용한 차세대 생균 치료제 등 전 세계적으로 다양한 시도가 이루어지고 벤처 기업이 창업하고 있다.

최근에는 DNA 이중 가닥 절단 원리를 기반으로 하는 유전자 편집 도구 '크리스퍼-캐스9 CRISPR-Cas9'을 활용하여 특정 유전자를 제거(노크아웃)하거나 새로운 유전자 서열을 삽입(노크인)하는 것이 가능해졌다. 또한 균의 DNA상의 특정 영역에 염기 변환 효소를 작용시켜 일부 변이를 유도함으로써 마이크로바이옴을 정밀하게 조절하는 치료법도 제안되고 있다.

## 주요 장내 세균

| 문 | 속 | 종 | 기능 |
|---|---|---|---|
| 바실로타<br>Bacillota<br>(퍼미큐테스<br>Firmicutes) | 락토바실러스<br>Lactobacillus | L.gasseri<br>L.rhamnosus<br>L.brevis<br>L.casei | 인간의 장에 존재하며, 발효유 등에 사용됨. 젖산을 생성함 |
| | 스트렙토코쿠스<br>Streptococcus | S.salivarius<br>S.mitis<br>S.infantis | 구강 세균에 많으나 소화관에서도 발견됨. 젖산을 생성함 |
| | 클로스트리디움<br>Clostridium | C.difficile<br>C.butyricum<br>C.botulium | 부티르산과 아세트산 생성균. 보툴리누스균, 파상풍균, 웰치균, 미야이리균 등이 해당함 |
| | 유박테리움<br>Eubacterium | E.rectale<br>E.eligens | 장·구강·질 내에 존재함 |
| | 피칼리박테리움<br>Faecalibacterium | F.prausnitzii | 아세트산을 소비해 부티르산을 생성하며, 염증성 장 질환·다발성 경화증 환자는 감소함 |
| | 루미노코쿠스<br>Ruminococcus | R.gnavus | 셀룰로오스를 분해하며, 초식동물의 위에 존재하는 점액 분해균으로 알려짐 |
| | 블라우티아<br>Blautia | B.coccoides<br>B.obeum<br>B.wexlerae | 일본인 장내 우세균. 블라우티아 웩슬레라에는 비만하지 않은 일본인에게 많이 발견됨. 누룩의 글루코실세라마이드가 블라우티아 코코이데스 증식을 촉진함 |
| | 로제부리아<br>Roseburia | R.intestinalis | 교탄고 지역 장수자에게 풍부하게 존재함 |
| | 푸시모나스<br>Fusimonas | F.intesitini | 일본인 비만과의 연관성이 밝혀짐 |
| | 베일로넬라<br>Veillonella | V.atypica | 운동선수에게 풍부한 균으로, 젖산을 프로피온산으로 전환함 |

※ 문門 → 강綱 → 목目 → 과科 → 속屬으로 분류되지만, 이 표에서는 '강'·'목'·'과'를 생략했다.

| 문 | 속 | 종 | 기능 |
|---|---|---|---|
| 바실로타<br>Bacillota<br>(퍼미큐테스<br>Firmicutes) | 오실리박터<br>Oscillibacter | O.valericigenes | 이 균이 풍부한 사람은 콜레스테롤 수치가 낮은 경향이 있음 |
| | 크리스텐세넬라<br>Christensenella | C.minuta | 아세트산과 소량의 부티르산을 생성함. BMI가 낮은 사람의 장내에 풍부함 |
| | 코프로코쿠스<br>Coprococcus | C.catus | 부티르산 생성균으로 채식주의자에게 많음. 병원균의 증식을 억제하고 대장염을 개선하는 것으로 알려짐 |
| | 라크노스피라<br>Lachnospira | L.bryant | 부티르산 생성균으로, 파킨슨병이나 궤양성 대장염 환자의 장내에서 감소함 |
| | 오실로스피라<br>Oscillospira | O.guilliermondii | 대사증후군, 혈중 지질, 코로나19 후유증, 만성피로증후군과의 관련성이 보고됨 |
| 박테로이도타<br>Bacteroidota<br>(박테로이데테스<br>Bacteroidetes) | 박테로이데스<br>Bacteroides | B.fragilis | 편성 혐기성 간균으로, 난소화성 프락토올리고당·단당 등을 대사하여 이용함 |
| | 포르피로모나스<br>Porphyromonas | P.gingivalis | 치주 병균으로 소화관, 기도, 질에서 발견됨. 동맥경화, 심혈관 질환, 당뇨병과의 연관성을 검증하는 연구가 진행 중임 |
| | 프레보텔라<br>Prevotella | P.elaninogenica<br>P.copri | 탄수화물 분해력이 뛰어나며, 치주병이나 질염의 원인균으로 알려짐. 일본인의 장유형 E와 관련되며, 세계적으로 프레보텔라 코프리 P.copri가 많은 경우 건강과 상관관계가 있음 |
| 유리아키오타<br>Euryarchaeota | 메타노브레비박터<br>Methanobrevibacter | M.smithi | 메탄 생성균으로, 토양균이며 일본인 장내에는 적음. 고세균에 속함 |

| 문 | 속 | 종 | 기능 |
|---|---|---|---|
| 슈도모나도타<br>Pseudomonadota<br>(프로테오박테리아<br>Proteobacteria) | 네이세리아<br>Neisseria | N.flavescens | 구강 내 상재균임 |
| | 에셰리키아<br>Escherichia | E.coli | 대장균속이라고도 불림 |
| | 슈도모나스<br>Pseudomonas | P.aeruginosa | 기회감염 병원체임 |
| | 클레브시엘라<br>Klebsiella | K.pneumoniae<br>K.oxytoca | 기회감염 병원체로, 염증성 장 질환과 원발성 경화성 담관염에 관여함 |
| | 빌로필라<br>Bilophila | B.wadsworthia | 염증성 질환의 발병에 관여하며, 식물성 식품 섭취로 감소함 |
| | 엔테로박터과(엔테로박테리아세Enterobacteriaceae)도 여기에 포함됨.<br>대장균과 클레브시엘라가 이 과에 속함 | | |
| 푸소박테리오타<br>Fusobacteriota<br>(푸소박테리아<br>Fusobacteria) | 푸소박테리움<br>Fusobacterium | F.nucleatum<br>F.ovari | 부티르산 생성균이자 구강 세균임. 푸소박테리움 뉴클레아툼 F. nucleatum은 대장암과 식도암 등과 관련이 있으며, 푸소박테리움 오버리 F. ovari는 궤양성 대장염과 연관성이 지적됨 |
| | 렙토트리키아<br>Leptotrichia | L.buccalis | 구강 내 상재균이지만 장관에서도 검출될 수 있음. 면역 결핍 환자의 경우 구강 점막에서 출혈이나 염증이 나타날 수 있음 |
| 액티노미세토타<br>Actinomycetota<br>(액티노박테리아<br>Actinobacteria) | 비피도박테리움<br>Bifidobacterium | B.longum<br>B.adolescentis<br>B.animalis<br>B.breve | 이른바 비피두스균을 의미함 |
| | 콜린셀라<br>Collinsella | C.aerofaciens | 코로나19의 중증화와 연관성이 보고됨 |
| | 프로피오니박테리움<br>Propionibacterium | P.acnes | 프로피온산을 합성하는 균임 |
| 베루코마이크로비오타<br>Verrucomicrobiota<br>(베루코마이크로비아<br>Verrucomicrobia) | 아커만시아<br>Akkermansia | A.muciniphila | 서구에서 '날씬균'으로 알려져 있으며, 폴리페놀 등의 식품 요인으로 인해 증식함 |

## 주

### 1장

1. Maternal Fecal Microbiota Transplantation in Cesarean-Born Infants Rapidly Restores Normal Gut Microbial Development: A Proof-of-Concept Study. *Cell*. Oct. 15, 2020; 183(2): 324-334.e5.
2. Impact of a bathing tradition on shared gut microbe among Japanese families. *Sci Rep*. Mar. 13, 2019; 9(1): 4380.
3. Effects of bathing in different hot spring types on Japanese gut microbiota. *Sci Rep*. Jan. 28, 2024; 14(1): 2316.

### 2장

1. Promotion of wound healing by acetate in murine colonic epithelial cell via c-Jun N-terminal kinase activation. *J Gastroenterol Hepatol*. 2020; 35: 1171-1179.
2. Microbiota metabolite short-chain fatty acid acetate promotes intestinal IgA response to microbiota which is mediated by GPR43. *Mucosal Immunol*. Jul. 2017; 10(4): 946-956.
3. Gut microbiota differences in elderly subjects between rural city Kyotango and urban city Kyoto: an age-gender-matched study. *J Clin Biochem Nutr*. 2019; 65(2): 125-131.
4. The gut microbiome of healthy Japanese and its microbial and functional uniqueness. *DNA Res*. Apr. 2016; 23(2): 125-33.

5　　Healthspan and lifespan extension by fecal microbiota transplantation into progeroid mice. *Nat Med.* Aug. 2019; 25(8): 1234-1242.

6　　Novel bile acid biosynthetic pathways are enriched in the microbiome of centenarians. *Nature.* 2021; 599(7885): 458-464.

7　　Effects of microbiota-directed foods in gnotobiotic animals and undernourished children. *Science.* Jul. 12, 2019; 365(6449): eaau4732.

## 3장

1　　An obesity-associated gut microbiome with increased capacity for energy harvest. *Nature.* Dec. 21, 2006; 444(7122): 1027-31.

2　　Correction to: Differences in gut microbiota associated with age, sex, and stool consistency in healthy Japanese subjects. *J Gastroenterol.* Jan. 2019; 54(1): 96-98.

3　　Gut microbiota differences in elderly subjects between rural city Kyotango and urban city Kyoto: an age-gender-matched study. *J Clin Biochem Nutr.* Sep. 2019; 65(2): 125-131.

4　　Human genetics shape the gut microbiome. *Cell.* Nov. 6, 2014; 159(4): 789-99.

5　　Akkermansia muciniphila and improved metabolic health during a dietary intervention in obesity: relationship with gut microbiome richness and ecology. *Gut.* Mar. 2016; 65(3): 426-36.

6　　Blautia genus associated with visceral fat accumulation in adults 20-76 years of age. *NPJ Biofilms Microbiomes.* 2019; 5: 28.

7　　Oral administration of Blautia wexlerae ameliorates obesity and type 2 diabetes via metabolic remodeling of the gut microbiota. *Nat Commun.* Aug. 18, 2022; 13(1): 4477.

8     Gut microbiome composition is linked to whole grain-induced immunological improvements. *ISME J*. Feb. 2013; 7(2): 269-280.

9     Fatty acid overproduction by gut commensal microbiota exacerbates obesity. *Cell Metab*. Feb. 7, 2023; 35(2): 361-375.e9.

10    Gut microbiome and metabolome profiling in Framingham heart study reveals cholesterol-metabolizing bacteria. *Cell*. Apr. 11, 2024; 187(8): 1834-1852.e19.

11    Population-level Metagenomics Uncovers Distinct Effects of Multiple Medications on the Human Gut Microbiome. *Gastroenterology*. Oct. 2022; 163(4): 1038-1052.

12    Statin therapy is associated with lower prevalence of gut microbiota dysbiosis. *Nature*. May, 2020; 581(7808): 310-315.

13    Gut flora metabolism of phosphatidylcholine promotes cardiovascular disease. *Nature*. Apr. 7, 2011; 472(7341): 57-63. Intestinal microbial metabolism of phosphatidylcholine and cardiovascular risk. *N Engl J Med*. Apr. 25, 2013; 368(17): 1575-84.

14    Endothelial Function is improved by Inducing Microbial Polyamine Production in the Gut: A Randomized Placebo-Controlled Trial. *Nutrients*. May 27, 2019; 11(5): 1188.

15    Gut microbiota dysbiosis contributes to the development of hypertension. *Microbiome*. Feb. 1, 2017; 5(1): 14.

16    Butyrate-Producing Bacteria and Insulin Homeostasis: The Microbiome and Insulin Longitudinal Evaluation Study(MILES). *Diabetes*. Nov. 1, 2022; 71(11): 2438-2446.

17    Fatty acid overproduction by gut commensal microbiota exacerbates obesity. *Cell Metab*. Feb. 7, 2023; 35(2): 361-375.e9.

## 4장

1. Taxonomic signatures of cause-specific mortality risk in human gut microbiome. *Nat Commun*. May 11, 2021; 12(1): 2671.

2. Age-related changes in gut microbiota composition from newborn to centenarian: a cross-sectional study. BMC Microbiol. May 25, 2016; 16: 90. Microbiota and aging. *Curr Opin Clin Nutr Metab Care*. Jan. 2016; 19(1): 26-30.

3. A gut 1aging clock using microbiome multi-view profiles is associated with health and frail risk. *Gut Microbes*. 2024; 16: 2297852.

4. Gut microbiota of the young ameliorates physical fitness of the aged in mice. *Microbiome*. Dec. 26, 2022; 10(1): 238.

5. Spermidine activates mitochondrial trifunctional protein and improves antitumor immunity in mice. *Science*. Oct. 28, 2022; 378(6618): eabj3510.

6. Akkermansia muciniphila and improved metabolic health during a dietary intervention in obesity: relationship with gut microbiome richness and ecology. *Gut*. Mar. 2016; 65(3): 426-436.

7. Healthspan and lifespan extension by fecal microbiota transplantation into progeroid mice. *Nat Med*. Aug. 2019; 25(8): 1234-1242.

8. Supplementation with Akkermansia muciniphila in overweight and obese human volunteers: a proof-of-concept exploratory study. *Nat Med*. Jul. 2019; 25(7): 1096-1103.

9. Mediterranean diet intervention alters the gut microbiome in older people reducing frailty and improving health status: the NU-AGE 1-year dietary intervention across five European countries. *Gut*.

2020; 69: 1218-1228.

10　Long-term dietary patterns are associated with pro-inflammatory and anti-inflammatory features of the gut microbiome. *Gut*. Jul. 2021; 70(7): 1287-1298.

11　Oral administration of Blautia wexlerae ameliorates obesity and type 2 diabetes via metabolic remodeling of the gut microbiota. *Nat Commun*. Aug. 18, 2022; 13(1): 4477.

**5장**

1　The gut microbiome of healthy Japanese and its microbial and functional uniqueness. *DNA Res*. Apr. 2016; 23(2): 125-33.

2　Population-level Metagenomics Uncovers Distinct Effects of Multiple Medications on the Human Gut Microbiome. *Gastroenterology*. 2022; 163(4): 1038-1052.

3　Environmental factors shaping the gut microbiome in a Dutch population. *Nature*. Apr. 2022; 604(7907): 732-739.

4　Enriched metabolites that potentially promote age-associated diseases in subjects with an elderly-type gut microbiota. *Gut Microbes*. Jan.-Dec., 2021; 13(1): 1-11.

**6장**

1　The liver-brain-gut neural arc maintains the Treg cell niche in the gut. *Nature*. Sep. 2020; 585(7826): 591-596.

2　A body-brain circuit that regulates body inflammatory responses. *Nature*. Jun. 2024; 630(8017): 695-703.

3　Postnatal microbial colonization programs the hypothalamic-pituitary-adrenal system for stress response in mice. *J Physiol*. Jul. 1,

2004; 558(Pt 1): 263-75.

4  Probiotic Bifidobacterium breve in Improving Cognitive Functions of Older Adults with Suspected Mild Cognitive Impairment: A Randomized, Double-Blind, Placebo-Controlled Trial. *J Alzheimers Dis.* 2020; 77(1): 139-147.

5  Relationship between dementia and gut microbiome-associated metabolites: a cross-sectional study in Japan. *Sci Rep.* May 18, 2020; 10(1): 8088.

6  Relationship between the Japanese-style diet, gut microbiota, and dementia: A cross-sectional study. *Nutrition.* Feb. 2022: 94: 111524.

7  Short chain fatty acids-producing and mucin-degrading intestinal bacteria predict the progression of early Parkinson's disease. *NPJ Parkinsons Dis.* Jun. 1, 2022; 8(1): 65.

8  Meta-Analysis of Gut Dysbiosis in Parkinson's Disease. *Mov Disord.* Sep. 2020; 35(9): 1626-1635.

9  "우울증·자폐증과 장내 세균총".《장내세균학저널腸内細菌学雑誌》. 2018; 2: 7-13.

## 7장

1  Treg induction by a rationally selected mixture of Clostridia strains from the human microbiota. *Nature.* Aug. 8, 2013; 500(7461): 232-6.

2  Commensal microbe-derived butyrate induces the differentiation of colonic regulatory T cells. *Nature.* Dec. 19, 2013; 504(7480): 446-50.

3  The Short Chain Fatty Acid Butyrate Imprints an Antimicrobial Program in Macrophages. *Immunity.* Feb. 19, 2019; 50(2): 432-445.e7.

4  A body-brain circuit that regulates body inflammatory responses.

*Nature*. Jun. 2024; 630(8017): 695-703.

5   Long-term detection of seasonal influenza RNA in faeces and intestine. *Clin Microbiol Infect*. Sep. 2016; 22(9): 813.e1-813.e7.

6   Viscosity is an important factor of resistance to alcohol-based disinfectants by pathogens present in mucus. *Sci Rep*. Oct. 13, 2017; 7(1): 13186.

7   Alterations in Gut Microbiota of Patients With COVID-19 During Time of Hospitalization. *Gastroenterology*. Sep. 2020; 159(3): 944-955.e8.

8   Gut microbiota dynamics in a prospective cohort of patients with post-acute COVID-19 syndrome. *Gut*. 2022, 71: 544-552.

9   Human Gut Microbiota and Its Metabolites Impact Immune Responses in COVID-19 and Its Complications. *Gastroenterology*. Feb. 2023; 164(2): 272-288.

10  Intestinal Collinsella may mitigate infection and exacerbation of COVID-19 by producing ursodeoxycholate. *PLoS One*. Nov. 23, 2021; 16(11): e0260451.

11  A defined commensal consortium elicits CD8 T cells and anti-cancer immunity. *Nature*. Jan. 2019; 565(7741): 600-605.

12  Nivolumab plus ipilimumab with or without live bacterial supplementation in metastatic renal cell carcinoma: a randomized phase 1 trial. *Nat Med*. Apr. 2022; 28(4): 704-712.

13  Spermidine activates mitochondrial trifunctional protein and improves antitumor immunity in mice. *Science*. Oct. 28, 2022; 378(6618): eabj3510.

14  Nutrient-Based Approaches for Melanoma: Prevention and Therapeutic Insights. *Nutrients*. Oct. 23, 2023; 15(20): 4483.

## 8장

1. Prevalence and Self-recognition of Chronic Constipation: Results of an Internet Survey. *J Neurogastroenterol Motil.* Oct. 30, 2016; 22(4): 677-685.

2. Differences in gut microbiota associated with age, sex, and stool consistency in healthy Japanese subjects. *J Gastroenterol.* Jan. 2019; 54(1): 53-63.

3. Constipation and Incident CKD. *J Am Soc Nephrol.* Apr. 2017; 28(4): 1248-1258.

4. Phenols produced by gut bacteria affect the skin in hairless mice. *Microbial Ecology in Health and Disease.* 2009; 21: 50-56.

5. Gut bacteria producing phenols disturb keratinocyte differentiation in human skin. *Microbial Ecology in Health and Disease.* 2009; 21: 221-227.

6. Association between constipation and colorectal cancer: systematic review and meta-analysis of observational studies. *Am J Gastroenterol.* Jun. 2013; 108(6): 894-903.

7. Impact of functional gastrointestinal disorders on survival in the community. *Am J Gastroenterol.* Apr. 2010; 105(4): 822-32.

8. Defecation frequency and cardiovascular disease mortality in Japan: The Ohsaki cohort study. *Atherosclerosis.* Mar. 2016; 246: 251-6.

9. Diagnostic performance analysis of the Integrated Care for Older People(ICOPE) screening tool for identifying decline in intrinsic capacity. *BMC Geriatr.* Aug. 23, 2023; 23(1): 509.

10. Prevalence, Recognition, and Risk Factors of Constipation among Medically Hospitalized Patients: A Cohort Prospective Study. *Medicina(Kaunas).* Jul. 23, 2023; 59(7): 1347.

11   Characteristics of physical prefrailty among Japanese healthy older adults. Geriatr Gerontol Int. Oct. 2017; 17(10): 1568-1574. The Association between Frailty and Abdominal Symptoms: A Hospital-based Cross-sectional Study. *Intern Med*. 2020; 59(14): 1677-1685.

12   Impact of constipation on progression of Alzheimer's disease: A retrospective study. *CNS Neurosci Ther*. Dec. 2022; 28(12): 1964-1973.

13   Short chain fatty acids-producing and mucin-degrading intestinal bacteria predict the progression of early Parkinson's disease. *npj Parkinson's Disease*. 2022; 8: 65.

14   Concentrations of Fecal Bile Acids in Participants with Functional Gut Disorders and Healthy Controls. *Metabolites*. 2021; 11(9): 612.

15   Potential role of fecal microbiota from patients with slow transit constipation in the regulation of gastrointestinal motility. *Scientific Reports*. 2017; 7: 441.

16   Gut Microbiota in Patients With Irritable Bowel Syndrome-A Systematic Review. *Gastroenterology*. Jul. 2019; 157(1): 97-108.

17   Red meat intake may increase the risk of colon cancer in Japanese, a population with relatively low red meat consumption. *Asia Pac J Clin Nutr*. 2011; 20(4): 603-612.

18   A novel myokine, secreted protein acidic and rich in cysteine (SPARC), suppresses colon tumorigenesis via regular exercise. *Gut*. Jun. 2013; 62(6): 882-9.

19   Metagenomic and metabolomic analyses reveal distinct stage-specific phenotypes of the gut microbiota in colorectal cancer. *Nat Med*. Jun. 2019; 25(6): 968-976.

20   Gut bacteria identified in colorectal cancer patients promote

tumourigenesis via butyrate secretion. *Nature Communications*. Sep. 28, 2021; 12(1): 5674.

## 9장

1. Dietary fiber intake and risk of incident disabling dementia: the Circulatory Risk in Communities Study. *Nutr Neurosci*. Feb. 2023; 26(2): 148-155.
2. Dietary fiber and probiotics influence the gut microbiome and melanoma immunotherapy response. *Science*. Dec. 24, 2021; 374 (6575): 1632-1640.
3. Metabologenomic Approach Reveals Intestinal Environmental Features Associated with Barley-Induced Glucose Tolerance Improvements in Japanese: A Randomized Controlled Trial. *Nutrients*. Aug. 24, 2022; 14(17): 3468.

## 10장

1. Genipin, a metabolite derived from the herbal medicine Inchin-ko-to, and suppression of Fas-induced lethal liver apoptosis in mice. *Gastroenterology*. 2000; 118(2): 380-389.
2. Laxative effect of repeated Daiokanzoto is attributable to decrease in aquaporin-3 expression in the colon. *J. Nat. Med.* 2018; 72(2): 493-502.
3. Promotion of wound healing by acetate in murine colonic epithelial cell via c-Jun N-terminal kinase activation. *J Gastroenterol Hepatol*. 2020; 35: 1171-1179.
4. A Japanese Herbal Formula, Daikenchuto, Alleviates Experimental Colitis by Reshaping Microbial Profiles and Enhancing Group 3

Innate Lymphoid Cells. Front. *Immunol*. 2022; 13: 903459.

5 Bofutsushosan improves gut barrier function with a bloom of Akkermansia muciniphila and improves glucose metabolism in mice with diet-induced obesity. *Sci Rep*. 2020; 10: 5544.

6 Saireito, a Japanese herbal medicine, alleviates leaky gut associated with antibiotic-induced dysbiosis in mice. *PLoS One*. 2022; 17(6): e0269698.

7 Integrated analysis of effect of daisaikoto, a traditional Japanese medicine, on the metabolome and gut microbiome in a mouse model of nonalcoholic fatty liver disease. *Gene*. Dec. 20, 2022; 846: 146856.

8 Matching between Donors and Ulcerative Colitis Patients Is Important for Long-Term Maintenance after Fecal Microbiota Transplantation. *J Clin Med*. Jun. 2020; 9(6): 1650.

9 Long-Term Safety Outcomes of Fecal Microbiota Transplantation: Real-World Data Over 8 Years From the Hong Kong FMT Registry. *Clin Gastroenterol Hepatol*. Mar. 2024; 22(3): 611-620.e12.

10 Colonization of the live biotherapeutic product VE303 and modulation of the microbiota and metabolites in healthy volunteers. *Cell Host Microbe*. Apr. 13, 2022; 30(4): 583-598.e8.

11 A Phase 1b Safety Study of SER-287, a Spore-Based Microbiome Therapeutic, for Active Mild to Moderate Ulcerative Colitis. *Gastroenterology*. Jan. 2021; 160(1): 115-127.e30.

## 도표 출처

### 1장

35쪽    Impact of a bathing tradition on shared gut microbe among Japanese families. *Sci Rep*. Mar. 13, 2019; 9(1): 4380.

### 4장

91쪽    Age-related changes in gut microbiota composition from newborn to centenarian: a cross-sectional study. *BMC Microbiol*. May 25, 2016; 16: 90.

94쪽    Enriched metabolites that potentially promote age-associated diseases in subjects with an elderly-type gut microbiota. *Gut Microbes*. 2021; 13(1): 1-11.

98쪽    Gut microbiota of the young ameliorates physical fitness of the aged in mice. *Microbiome*. Dec. 26, 2022; 10(1): 238.

103쪽    Supplementation with Akkermansia muciniphila in overweight and obese human volunteers: a proof-of-concept exploratory study. *Nat Med*. Jul. 2019; 25(7): 1096-1103.

106쪽    댄 뷰트너. 2025. 『블루존』(류은경 외 공역). 브레인레오.

117쪽    (아래) 저자 데이터, *J Clin Biochem Nutr*. 2024.

118쪽    Gut microbiota differences in elderly subjects between rural city Kyotango and urban city Kyoto: an age-gender-matched study. *J Clin Biochem Nutr*. 2019; 65(2): 125-131.

## 5장

125쪽 The gut microbiome of healthy Japanese and its microbial and functional uniqueness. *DNA Res*. Apr. 2016; 23(2): 125-33.

127쪽 The gut microbiome of healthy Japanese and its microbial and functional uniqueness. *DNA Res*. Apr. 2016; 23(2): 125-33.

130쪽 Population-level Metagenomics Uncovers Distinct Effects of Multiple Medications on the Human Gut Microbiome. *Gastroenterology*. 2022; 163(4): 1038-1052.

134쪽 Typing of the Gut Microbiota Community in Japanese Subjects. *Microorganisms*. Mar. 20, 2022; 10(3): 664.

139쪽 Differences in gut microbiota associated with age, sex, and stool consistency in healthy Japanese subjects. *J Gastroenterol*. Jan. 2019; 54(1): 53-63.

## 8장

200쪽 일본 후생노동성, 2017.6.28. 〈2016 국민생활기초조사〉.

219쪽 일본 국립암연구센터, 〈과학적 근거에 기반한 암 위험 평가와 암 예방 가이드라인 제언에 관한 연구 科学的根拠に基づくがんリスク評価とがん予防ガイドライン提言に関する研究〉.

## 9장

235쪽 일본 후생노동성, 2024.10.11. 『일본인의 식사 섭취 기준(2025년판)』 책정 검토회 보고서.

237쪽 Carbohydrate quality and human health: a series of systematic reviews and meta-analyses. Lancet. Feb. 2, 2019; 393(10170): 434-445. 최곳값 집단의 수치는 Dietary fiber intake and total and cause-specific mortality: the Japan Public Health Center-based prospective study. *Am J Clin Nutr*. May 1, 2020; 111: 1027-1035에서 발췌했다. 일본인 중 식이섬유를 많이 섭취하는 집단조차 권장량과 비교해 섭취량이 많지 않았다.

239쪽 (위) 일본 후생노동성, 2024.10.11.『일본인의 식사 섭취 기준(2025년판)』책정 검토회 보고서.

245쪽 오쓰마여자대학 아오에 세이이치로靑江誠一郎敎授 교수.

250쪽 Screening dietary fibres for fermentation characteristics and metabolic profiles using a rapid in vitro approach: implications for irritable bowel syndrome. *Br J Nutr*. Jul. 28, 2021; 126(2): 208-218.

**옮긴이_ 오시연**
동국대학교 회계학과를 졸업하고 일본 외국어전문학교 일한통역과를 수료했다. 번역 에이전시 엔터스코리아에서 출판 기획 및 일본어 전문 번역가로 활동하고 있다. 옮긴 책으로 『인체 구조 교과서』, 『케톤 혁명』, 『기초 물리 사전』, 『당신의 뇌는 최적화를 원한다』, 『엄마가 믿는 만큼 크는 아이』 외 다수가 있다.

## 나의 예민한 장의 발견

**1판 1쇄 펴냄** 2025년 9월 8일

**지은이** 나이토 유지
**옮긴이** 오시연

**펴낸이** 송상미
**교정** 박혜영
**디자인** 말리북 소:소
**종이** 페이퍼링크
**제작** 정민문화사

**펴낸곳** 머스트리드북
**출판등록** 2019년 10월 7일 제2019-000272호
**전화** 070-8830-9821
**팩스** 070-4275-0359
**메일** mustreadbooks@naver.com
**인스타그램** @mustreadbooks.kr

**ISBN** 979-11-93228-04-3 03510

* 이 책 내용의 전부 또는 일부를 이용하려면
  반드시 저작권자와 머스트리드북 양측의 서면 동의를 받아야 합니다.
* 책값은 뒤표지에 표시되어 있습니다.